Wenn ich eine Lektion in diesem Leben gelernt habe, dann ist es die der Dankbarkeit.

Daher ist es mir ein großes Anliegen, einem ganzen Haufen außergewöhnlicher und großartiger Menschen zu danken, die mich, jeder auf seine ganz eigene Art, in den letzten Jahren begleitet, herausgefordert und unterstützt haben:

Lucy, Noah, Ezra, Elisabeth, Sandra, Daniela, Johanna, Carmen, Hans-Christian, Mira, Valentin, Marlin, Andi, Simone, Uwe, Petra, Jelka, Gerrit, Gloria, Michael, Gabi, Jochen, Gabi, Tim, Elke, Reinhard, Jutta, Ernst, Brigitta, Raphael, Bianca, Peter, Bina, Malcolm, Maren, Uta, Edes, um nur einen Teil zu nennen.

Ein besonderer Dank geht an Uwe Alschner für seine Unterstützung und sein Vertrauen.

Die Darstellungen des Autors und die in diesem Buch geschilderten Maßnahme zur Gewichtsreduzierung und zur Versorgung mit Vitalstoffen basieren rein auf persönlichen Erfahrungen. Es wird nicht der Anspruch einer korrekten, wissenschaftlichen Darstellung erhoben und die Formulierungen sind nicht als Heilaussagen zu verstehen.

Vor jeder größeren Gewichtsabnahme sollten Sie sich mit Ihrem Arzt oder Heilpraktiker beraten.

Am Ende des Buches finden Sie Hinweise auf weiterführende Literatur.

Lebensverändernde Sofortmaßnahmen

Andreas Seelbach

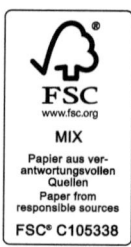

Bibliografische Information der Deutschen Nationalbibliothek

Die Deutsche Nationalbibliothek verzeichnet diese Publikation in der Deutschen Nationalbibliografie; detaillierte bibliografische Daten sind im Internet über dnb.d-nb.de abrufbar.

Impressum

Herstellung und Verlag: BoD - Books on Demand, Norderstedt

©2014 Andreas Seelbach

ISBN: 978-3-7357-6132-3

Something got me started

Das „Morgengrauen" hatte begonnen. Und es war schlimmer als sonst.

Als ich mich unauffällig am Spiegel vorbei schleichen wollte, um hinter dem Duschvorhang zu verschwinden, stolperte ich über die Waage.

Ich versuchte noch, sie zu ignorieren, aber sie war stärker. Meine Füße platzierten sich wie von selbst auf der kalten Metallplatte und ohne Vorwarnung zeigte sie mir hart aber ehrlich, dass es einen gewichtigen Grund gab, den Spiegel zu meiden.

153 kg Lebendgewicht waren selbst bei einer Größe von zwei Metern nicht mehr tragbar.

Nachdem ich es geschafft hatte meinen Blick von der rot leuchtenden Digitalanzeige zu nehmen und mich mit einem beherzten Sprung in Richtung Dusche retten konnte, stellte ich mich unter den warmen Wasserstrahl und begann nachzudenken. Natürlich nur in dem Rahmen, der einem Mann um kurz nach 06:00 Uhr morgens, und vor dem ersten Kaffee, möglich ist.

Und aus dem Gedankenspiel wurde ein sehr angeregtes Gespräch zwischen Lisa und Helmut, bei dem ich nicht mehr viel mitzureden hatte.

Wer Lisa und Helmut sind? Naja, die beiden sind dauerhafte Untermieter bei mir. Also nicht in meiner Wohnung, sondern wirklich bei oder eher in mir.

Lisa ist eine gut gelaunte, lustige kleine Person, die mich antreibt, mir neue Ideen und Vorschläge macht, wie ich mein Leben verändern kann und die eigentlich nur einen Fehler hat: Sie hat Recht und das weiß sie auch!

Helmut dagegen ist der ruhige, etwas muffelige Typ, der so gerne mit mir auf dem Sofa sitzt, bei Bier, Chips und Fernsehen. Lisa mag er überhaupt nicht. Er weiß zwar auch, dass sie fast immer Recht hat, aber er würde es nie zugeben.

Naja, auf jeden Fall fing Lisa mal wieder die übliche Diskussion an: „Na los, du faule Socke! Tu endlich mal wieder etwas für deinen Körper! Du weißt doch ganz genau, wie das geht!. Du hast es doch schon mal geschafft!"

„Jetzt halt du erst mal die Klappe!", kam eine brummige Stimme aus der Tiefe. „Erstens ist er noch nicht wirklich wach und zweitens gibt es gute Gründe dafür, warum er sich da jetzt nicht drum kümmern kann. Und außerdem… sooo schlimm ist es doch auch wieder nicht. Er ist halt ein wenig…"

„Ihr haltet jetzt beide die Klappe", schrie ich in mich selbst hinein. Dieses Mal klappte es mit dem hinein zum Glück. Hin und wieder hatte ich in solchen Momenten schon seltsame Blicke geerntet und erst mit Verzögerung gemerkt, dass mein inneres Gespräch wohl doch den Weg nach außen gefunden hatte.

Ich zog mich an und schlich mich in die Küche. Kaffee! Und dann ab zur Arbeit.

Somit hatte Helmut den ersten Teilsieg des Tages errungen, denn ich blieb bei meiner Gewohnheit, nicht zu frühstücken.

Der zweite Teilsieg kam dann schon kurz danach. Da mich gegen 10:00 Uhr mein Blutzucker aufgrund von Langeweile komplett verlassen hatte, versuchte ich unter Zuhilfenahme von zwei dicken Schokoriegeln ihn davon zu überzeugen, wieder bei mir einzuziehen. Mit Erfolg. Aber kurz danach kam dann der nächste Tiefpunkt: Passend zum Eintreffen der Familienpizza, die mir bis direkt an meinen Schreibtisch geliefert wurde. Nicht dass Sie jetzt denken, ich würde eine Familienpizza alleine essen. Nein, meine Kollegin Mareike half jedes Mal tatkräftig mit, dieses Wagenrad aus Teig, Käse und Salami zu verputzen. Na gut, seit zwei Monaten war sie nicht mehr so tatkräftig dabei und aß jetzt höchstens noch ein Stück, aber immerhin...

Vielleicht hätte ich einfach mal eine kleinere Pizza bestellen sollen, aber das kam mir zu diesem Zeitpunkt noch nicht in den Sinn. Stattdessen schob ich mir ein Stück nach dem anderen in den Mund und arbeitete weiter. Da ich mich mehr auf die Arbeit als auf mein Essen konzentrierte, kam es hin und wieder vor, dass ich verzweifelt nach einer weiteren Ecke tastete und feststellen musste wie sehr ich meinen eigenen Körper ausblenden konnte, der mir schon zirka 1000 Kalorien zuvor mitzuteilen versuchte, dass er genug hat.

Die nächste Stunde verbrachte ich damit, meine Mittagsträgheit zu bekämpfen. Leider nicht ganz so erfolgreich, wie ich gehofft hatte. Nachdem mich zweimal kurz der Sekundenschlaf gepackt hatte und ich mir einmal beim Einnicken fast einen Bleistift in mein rechtes Auge gerammt hatte, zum Glück mit dem Radiergummi zuerst, entschied ich mich, die Kaffeemaschine zu besuchen.

Es gab schon seit längerem Gerüchte, dass unser Chef den Kaffee in Zukunft nicht mehr kostenfrei anbieten wolle, da einfach zu viel verbraucht würde. Dass ich daran nicht ganz unbeteiligt war, galt in der Firma als offenes Geheimnis. Es wurde sogar vermutet, dass mein Konsum für den Staatshaushalt von Costa Rica eine grundlegende Bedeutung habe.

Und genau jetzt war es soweit. Dort, wo gestern noch meine geliebte Kaffeemaschine gestanden hatte, thronte jetzt ein kastenförmiges Monster mit mehr Knöpfen als eine Kirchenorgel und einem kleinen Schlitz, über dem ein 50 Cent-Stück abgebildet war. Frustriert ging ich zurück an meinen

Schreibtisch, holte eine entsprechende Münze und stand dann lange grübelnd vor dem Automaten. Die Auswahl verwirrte mich. Cappuccino, Café au Lait, Café Latte, Latte Macchiato… aber keine Spur von einem normalen Kaffee.

Nachdem ich mich zu einem doppelten Espresso durchgerungen hatte, den ich mit fünf oder sechs Teelöffeln Zucker trinkbar gemacht hatte, war ich so aufgedreht, dass ich das Gefühl hatte, an der Decke entlang zu meinem Schreibtisch laufen zu können…

Helmut ging es am diesem Tag sehr gut und auch abends bekam er genau das, was er haben wollte: Sofa, Futter, Fernsehen.

Nächtliches Flirten! Oder doch nicht?

Ich wachte mitten in der Nacht auf. Vollkommen ahnungslos schaute ich mich um. Und da, ganz plötzlich sah ich sie. Eine wunderschöne Frau, schlank, muskulös und sie lächelte mich mit Ihren strahlend weißen Zähnen an. Sie flirtete mit mir, das war ganz klar, denn sonst war ja niemand hier.

Das war echt klasse. So eine Frau hat Interesse an mir! An M I R!

Ich brauchte noch einige Sekunden um zu merken, dass sie nur in meinem Fernseher war und so lächelte, weil sie mir etwas verkaufen wollte.

Sie und ein sonnengebräunter, muskelbepackter Sonnyboy führten das neueste Geld-weg-….äh…Bauch-weg-Gerät vor, das angeblich innerhalb kürzester Zeit aus einem Klops wie mir den neuen Mister Universe machen könne.

Die Enttäuschung war schon hart und auch wenn ich über das Gerät und die Werbung schmunzeln konnte, so machte mich der Anblick dieser beiden durchtrainierten Menschen doch nachdenklich.

Eigentlich würde ich doch gerne genauso aussehen. Zumindest so wie der Mann…

Und wenn ich alles das, was ich über richtige Ernährung, Sport und die richtige Einstellung zu diesem Zeitpunkt schon wusste auch mal wirklich umsetzten würde, so wäre es zumindest denkbar, dass ich in die Nähe von dem kam, was ich da gerade sah. Natürlich nicht von heute auf morgen und nicht vollkommen mühelos, aber es war machbar.

Ich merkte, wie Lisa schlagartig wach wurde und anfing in meinem Kopf Salti zu springen und zu rufen: „Er hat's kapiert! Endlich hat er es ka-ha-ha-piert!". Und noch bevor Helmut überhaupt die Chance hatte, sich bemerkbar zu machen, wurde er von Lisa mit dem Vorschlaghammer anästhesiert und gefesselt.

Somit war die Entscheidung gefallen. Morgens um halb fünf am 1. Februar setzte ich mich hin und schrieb alles zusammen, was jetzt für mich wichtig sein würde, wo ich mich noch weiter informieren musste.

Die Liste mit den offenen Fragen war mit Abstand die längste, aber einige Dinge waren mir schon recht klar: Obst, Gemüse und viel trinken.

Und ich setzte mir ein Ziel: 25 Kilo bis zum 31.12. abnehmen! Somit hatte ich ziemlich genau 11 Monate Zeit für die Umsetzung.

Als ich mit meiner Liste fertig war, schaute ich aus dem Fenster und merkte, dass es ganz langsam schon heller wurde. Also war an Schlaf nicht mehr zu denken und ich ging hundemüde aber glücklich unter die Dusche. Erst ein wenig warmes Wasser und dann, um wach zu werden, schlagartig das Thermostat auf die Eiswürfel-Stufe.

Danach hüpfte ich voller Elan in die Küche, um mir ein gesundes Frühstück zu machen. Diesen Plan gab ich schlagartig und begleitet von einem leisen Kichern des gefesselten Helmut auf, nachdem ich einen Blick in den Kühlschrank geworfen hatte, der sich leider nicht schlagartig mit gesunden Dingen gefüllt hatte. Aber ich ließ mich davon nicht aufhalten. Ich entschied mich für einen Zwischenstopp im Supermarkt auf meinem Arbeitsweg, um mich dort mit Obst, Gemüse und Wasser für den Tag zu versorgen.

Shop 'til you drop

Ich trat durch die Glasschiebetür des Marktes und stand direkt vor den Dingen, die ich haben wollte und die gut für mich waren. Ich war froh, dass die Gemüse– und die Getränkeabteilung so nah am Eingang waren und ich mit meiner Beute direkt zum Bezahlen gehen könnte ohne in Versuchung geführt zu werden. Mit den paar Schokoriegeln, die mir direkt vor der Kasse auflauern würden, konnte ich klarkommen.

Stolz, aufrecht und voll beladen mit Gesundfutter wollte ich direkt auf die Kasse zusteuern, musste dann aber sehr schmerzhaft merken, dass ich die Kasse zwar sehen konnte, jetzt aber quer über einer Palette mit Kartoffelsäcken lag, die mir zusammen mit Kisten, Kartons und einem halbhohen Regale den Weg versperrten. Um mich herum verteilt lag meine Beute, die ich jetzt wieder kunstvoll auf meinen Armen drapierte.

Ich wurde doch tatsächlich gezwungen einen Spießrutenlauf durch die Süßwarenabteilung zu machen bringen, was mir unter großen Entbehrungen auch gelang. Ich bin mir bis heute sicher, dass Helmut irgendwie auch bei der Planung von Supermärkten seine Finger im Spiel hat.

Ich schleppte mich in den Kassenbereich, nahm unterwegs noch einen Sechserpack Wasser mit und bereute wirklich, dass ich auf den Einkaufswagen verzichtet hatte. Die Last von gefühlten zwei Tonnen.

Rohkost und Wasser ließ mich so gebeugt in der Schlange stehen, dass ich in etwa die Perspektive eines Dreijährigen hatte und schlagartig verstand, warum die neben der Kasse drapierten Produkte Quengelware genannt werden.

Zum Glück hatte ich die Hände so voll, dass es mir gar nicht möglich war, dort zuzugreifen. Und der Gedanke, einfach in einen dicken Nuss-Schokoriegel zu beißen, wurde zum Glück von der mitleidig guckenden Kassiererin unterbrochen, die mir eine Einkaufstüte anbot.

Eine Truppe Sherpas wäre mir lieber gewesen, aber eine Tüte war schon mal ein Anfang.

Ich schleppte meine Beute in mein Auto und sank erschöpft im Fahrersitz in mich zusammen. Eigentlich hatte ich beschlossen, in unserem Firmengebäude nur noch die Treppe zu nutzen, aber schon jetzt war mir klar, dass es mir mit dieser Last unmöglich sein würde. Eher käme ich ohne Sauerstoff und in Badelatschen auf den Mount Everest.

In unserem Großraumbüro angekommen fing ich an, mein Gesundfutter unter den verständnislosen Blicken meiner Kollegen auszupacken:

8 Liter Wasser

3 Kilo Äpfel

1 Kilo Möhren

1 Kilo Bananen

2 Paprika

3 Kiwis

...

Hätte ich das gleiche Volumen an Schokolade auf meinem Schreibtisch gestapelt, wäre das meinen Schreibtischnachbarn vermutlich entgangen oder zumindest keines Kommentars würdig gewesen. Aber so sammelte sich sofort die halbe Abteilung um mich herum und fragte mich, ob ich jetzt nebenbei einen Marktstand betreiben würde.

Nur mein Kollege Paul schaute von seinem Schreibtisch zu mir rüber, lächelte und streckte mir seinen erhobenen Daumen entgegen.

Paul. Jedes Mal, wenn ich diesen Namen höre oder ihn sehe, kommt mir dieser Werbespruch in den Sinn und tatsächlich hatte ich zu diesem Zeitpunkt keine Ahnung, wer Paul eigentlich wirklich ist. Inzwischen hat sich das zum Glück geändert, aber davon später mehr.

Alles, was ich bisher wusste war, dass er verheiratet war, Kinder hatte und anscheinend ein sehr umtriebiges und aktives Leben führte. Seit etwa einem Jahr arbeitete er bei uns in der Abteilung, war für sein Können und sein Fachwissen inzwischen sehr geschätzt und war einfach immer nett und gut gelaunt.

Und genau das kam einigen Leuten sehr komisch vor. „Der nimmt doch irgendwas!", war die einhellige Meinung der Lästermäuler auf unserer Etage.

Gerüchte darüber, was er nehmen würde, gab es natürlich genug, aber da gab ich nichts drauf. Es gab ja auch das Gerücht, dass ich mal auf einer Bahnfahrt von Hamburg nach München den kompletten Bistrowagen leergefuttert hätte. Und das stimmte so natürlich überhaupt nicht. Die hatten am Ende immer noch Königsberger Klopse.

„Eigentlich ein wirklich sympathischer...". Mitten in meine Gedanken platze Mareike mit einem muffeligen: „Na toll!" Ich konnte sie noch für ein paar Sekunden ignorieren, wurde dann aber von einem weiteren „NA TOLL! Der Herr ist jetzt wohl aufm Gesundheitstrip, hm?" von meinem Stuhl gefegt.

„Du denkst wirklich nur an dich, oder? Mit wem soll ich mir denn jetzt mittags die Pizza teilen?", rief sie mir zu, während Sie trotzig zu ihrem Schreibtisch stapfte.

Hätte ich sie jetzt darauf hingewiesen, dass sie die gleiche Pizza ohne Weiteres auch noch in drei anderen, an eine einzelne Person angepassten, Größen bestellen könnte, hätte ich mich vermutlich in Bruchteilen einer Sekunde mitten in der Apokalypse wiedergefunden. Also schwieg ich lieber und blickte Mareike verwirrt hinterher.

Paul beobachtete die Situation, immer noch lächelnd, von seinem Schreibtisch aus und als sich unsere Blicke trafen, zog er nur die Schultern nach oben und legte den Kopf leicht schräg.

Um meinen Schreibtisch herum herrschte ein Trubel wie auf einem arabischen Bazar. Jedes Stück Obst wurde gedrückt, betrachtet und weitergegeben. Ich denke, dass ich ohne weiteres mit dem Verkauf meiner vegetabilen Ladung den doppelten Einkaufswert hätte hereinholen können. Aber ich hatte ja beschlossen, mich selbst damit gesund und fit zu bekommen.

Also fing ich an, mein Obst zurückzuerobern und die Schaulustigen zu vertreiben. So, jetzt konnte ich auch wieder arbeiten. Irgendwann warf ich einen Blick auf den Stapel mit Obst und Gemüse und fing an mich zu fragen, ob ich eigentlich das Richtige tue. Genauso hatte ich vor einigen Jahren auch angefangen. Obst, Gemüse, Obst mit Gemüse und Gemüse mit Obst... Na gut, ich habe damals ganz ordentlich abgenommen. Aber inzwischen hatte jedes einzelne Kilo seinen Weg zu mir zurück gefunden.

Der Jojo-Effekt hatte mich voll erwischt. Wobei Jojo-Effekt hier bedeutete, dass Helmut in der Ecke saß und einfach nur murmelte: „Jo, jo! Ich hab's doch gleich gewusst, dass du dir die Mühe sparen kannst!"

Gut, für heute konnte ich mit meiner vegetarischen Wagenladung nicht viel falsch machen. Aber ich beschloss in genau diesem Moment, dass es mir nicht noch einmal so gehen würde und ich das Ganze dieses Mal besser informiert angehen würde!

Und genau in diesem Moment stand plötzlich Paul neben mir und riss mich aus meinen Gedanken.

"Klasse, dass du dich entschieden hast, etwas zu verändern. Wenn ich dir irgendwie helfen kann, dann melde dich einfach bei mir! Ich habe da selber einige gute Erfahrungen gemacht, die ich gerne mit dir teile."

Der erste Abend

"Wenn ich Dir irgendwie helfen kann, dann melde dich einfach bei mir!"

Dieser Satz ging mir gerade durch den Kopf, als ich auf dem Sofa saß und das Knurren meines Magens immer lauter wurde.

Ich hatte bisher wirklich nur Obst und Gemüse gegessen und so viel getrunken, dass ich schon überlegte, mir den Fernseher ins Badezimmer zu stellen. Alle fünf Minuten zur Toilette rennen war einfach nervig. Glücklich und zufrieden fühlt sich irgendwie anders an.

Auf dem Heimweg hatte ich mir am Kiosk ein paar Zeitschriften geholt, um mich auf den neuesten Stand zu bringen, welche Diäten und Ernährungskonzepte gerade aktuell waren. Mir war schon klar, dass das nicht unbedingt die perfekte Informationsquelle sein würde, aber zumindest würde ich hier sicherlich Hinweise finden und könnte mir dann die passenden Bücher holen.

Das, zusammen mit dem Fachwissen aus meiner Ausbildung würde schon reichen, dachte ich.

Es war zwar schon ein paar Jahre her, aber ich hatte mal eine Ausbildung zum Koch gemacht und einige Jahre in dem Beruf gearbeitet. Die Grundregeln guter Ernährung kannte ich also. Dachte ich zumindest. Aber diese Ansicht änderte sich recht schnell.

Zudem hatte ich im Laufe der Jahre alle möglichen Konzepte kennengelernt und zum Teil ausprobiert, die ein gesundes und dauerhaftes Abnehmen versprachen. Einige davon hatten auch kurzfristige „Erleichterung" gebracht. Mit Betonung auf kurzfristig!

Ich blätterte, las hier, studierte dort. Dann kam das Internet dazu, Ideen, Anregungen, Büchertipps. Warnungen, Hinweise, Abraten. Erfahrungsberichte, Werbung. BMI…

Nach etwa zwei Stunden war ich gar. Mein Gehirn hatte die Konsistenz von zwei Tellern Kohlsuppe und stand kurz davor, den Dienst komplett zu quittieren. So machte das wirklich keinen Sinn. Ich musste mit jemandem reden, der sich wirklich damit auskennt.

Vielleicht also doch Paul.

Verdrängung

„Als Verdrängung wird in der Psychoanalyse ein grundlegender Abwehrmechanismus bezeichnet, durch den tabuierte und bedrohliche Inhalte und Vorstellungen von der bewussten Wahrnehmung des Menschen ausgeschlossen werden."

Bisher war das genau meine Taktik. Aber jetzt, kurz nachdem ich mich den Tatsachen gestellt hatte, kam die Verdrängung in ganz anderer Form auf mich zu und zwar in der Form, über die schon Archimedes nachgedacht hatte: „Die Auftriebskraft eines Körpers in einem Medium ist genauso groß wie die Gewichtskraft des vom Körper verdrängten Mediums.

Das Medium war lauwarmes Hallenbadwasser und der Körper, der hier verdrängte, war meiner. Es war zwar eigentlich schon warm genug, um das Freibad zu besuchen, aber das Publikum hier war angenehmer für mich. Rentner, die ihre Bahnen zogen ohne sich um mich zu kümmern und ein paar Leute, die genauso gebaut waren wie ich.

Keine Sprüche über gestrandete Wale oder oben schwimmendes Fett, auch wenn diese mir selbst durch den Kopf gingen.

Ich hatte bestimmt seit fünf Jahren kein Schwimmbad mehr von innen gesehen, aber ich merkte recht schnell, dass ich, zum Glück, das Schwimmen nicht verlernt hatte. Ansonsten hätte die Bademeisterin vermutlich einige Stunden damit verbracht, mich vom Beckenboden wieder nach oben zu befördern.

Ich drehte die ersten drei Runden und war, für den Moment, echt kaputt. Aber mich hetzte zum Glück ja niemand und so konnte ich eine Pause einbauen, um dann fit für die nächsten Runden zu werden. Und in diesem Block waren es dann immerhin schon vier. Ich steigerte mich über die nächsten zwei Stunden bis auf sechs Runden am Stück und konnte auch die Ruhephasen etwas verkürzen. Alles in Allem waren es immerhin 22 Runden, die ich geschafft hatte.

Gut, realistisch gesehen waren es wohl eher 25 Runden. Zumindest dann, wenn ich die Umwege einrechne, die ich um die leuchtend gelbe Blümchenbadekappe machen musste, die immer wieder meinen Weg kreuzte.

Unter dieser Badekappe steckte eine nett lächelnde, durchtrainierte Frau von ca. 90 Jahren, die mir ganz klar zeigte, dass Fitness nichts mit dem Alter zu tun hat.

Vollkommen erledigt, aber stolz, stieg ich aus dem Becken. Als ich festen Boden unter den Füßen hatte, merkte ich erst, wie kaputt ich war, denn meine Beine fühlten sich an wie Gummi.

„Ab unter die Dusche, umziehen und raus an die frische Luft", sagte ich innerlich zu mir.

Als ich vor der Tür des Hallenbads stand und das erste Mal tief durchgeatmet hatte fing ich an nach meinem Autoschlüssel zu suchen. Ich konnte ihn einfach nicht finden. Und plötzlich fiel mir etwas ein, was meine schweren Beine noch weicher machte: Ich war mit dem Fahrrad hier.

Helmut fing sofort in extremer Lautstärke an, sich zu beschweren. „Was für ein Trottel. Du kannst doch nicht ernsthaft gedacht haben, dass du das packst. Zurück geht es auch noch bergauf. Da platzt dir doch jedes einzelne Lungenbläschen, wenn du das mit dem Fahrrad machen willst. Nimm dir doch lieber ein Taxi!"

Lisa sagte nur ganz leise: „He, Helmut. Lass uns doch mal

„Halt die Klappe" spielen. Du fängst an!"

Irgendwie schaffte sie es, nicht nur Helmut zum Schweigen zu bringen. Es fühlte sich plötzlich so an, als ob sie jegliche Hirntätigkeit gestoppt hätte, die nicht für das Radfahren gebraucht wurde, denn als ich den Sattel unter meinem Hinterteil spürte, konnte ich nur noch in die Pedale treten.

An die Strecke nach Hause habe ich keinerlei Erinnerung mehr und es ist mir ein absolutes Rätsel, wie ich es dann noch in meine Wohnung geschafft habe. Da ich aber etwa eine Stunde später auf meinem Sofa aufgewacht bin und nicht auf der Treppe lag, hatte ich wohl doch den Weg gefunden. Ich war auch nach dem Schlaf ziemlich k.o., aber ich fühlte mich einfach grandios. Ich beschloss, dass ich das jetzt öfter haben wollte.

Wie, so einfach?

Paul und ich setzten uns ein paar Tage später gemütlich nach Feierabend zusammen und ich war sehr gespannt, was er mir zu erzählen hatte. Aber erst einmal war er es, der die Fragen stellte.

„Ich habe vor kurzem ein älteres Foto von dir gesehen. Das muss bei einer Weihnachtsfeier gewesen sein. Da warst du noch recht schlank. Was hat sich denn seitdem bei dir verändert?"

Ja, das Bild kannte ich. Das war aus der Zeit, als ich gerade in der Firma angefangen hatte. Vor gut acht Jahren. Da sah die Welt noch ganz anders aus.

„So einiges", antwortete ich grübelnd. „Ich glaube, ich fange immer an zu essen, wenn ich gestresst und überfordert bin. Und das kam in den letzten Jahren immer wieder vor. Ich bin ja als absoluter Quereinsteiger in unsere Firma gekommen und habe alle möglichen Aufgaben übernommen und bin durch verschieden Abteilungen gereicht worden. Immer verbunden mit neuen Aufgaben, ohne die alten wirklich loszuwerden. Und das ist teilweise echt heftig."

Einen kurzen Moment herrschte Stille und ich versuchte noch, den nächsten Gedanken für mich zu behalten, aber mein Mund war schneller als mein Gehirn. Was übrigens nicht ungewöhnlich für mich ist, nur normalerweise geht es dann darum, dass etwas in meinen Mund reinkommt.

„Und so richtig angefangen zu futtern habe ich, als meine Freundin mich verlassen hat. Das war der pure Stress für mich."

Paul schaute mich sehr verständig und mit seinem üblichen leichten Lächeln an.

„Ja", schmunzelte er, „so in etwa kenne ich das auch. Das ist das, was ich vor ein paar Jahren auch mitgemacht habe. Bei mir war es nicht unbedingt der Job, aber meine finanzielle Situation hat bei mir das große Fressen ausgelöst. Bis ich noch etwas schwerer war, als du es sein dürftest."

Ich schaute mein Gegenüber mit offenem Mund und großen Augen an. Das konnte nicht stimmen. Da saß jemand mit einer athletischen Figur vor mir und wollte mir was von Übergewicht erzählen. Und behauptete auch noch, mein Gewicht von einer gefühlten halben Tonne übertroffen zu haben. „Ja ne, is klar", meldete sich Helmut in meinem Hinterkopf, „welche Drogen nimmt der Typ?"

Aber naja, ich entschloss mich (besser gesagt Lisa überzeugte mich), ihm noch etwas zuzuhören und zu schauen, wo das hingehen sollte. Ich versuchte mich an einem Pokerface.

„Zum Glück hat sich mein Leben und damit auch mein Gewicht schlagartig verändert, als eine Freundin meiner Frau uns genau das erzählt hat, was ich dir gleich erzählen werde. Und ich habe sie übrigens genauso ungläubig angesehen, wie du mich jetzt.

Soviel also zum Pokerface.

„Und das erste, was sie mir erzählt hat, war, warum wir eigentlich dick werden. Das alleine hat schon eine Menge verändert"

„Im Kern hat es damit zu tun, die Ursachen und Zusammenhänge im Stoffwechsel richtig zu deuten und zu verstehen. Der Stoffwechsel wird im Hypothalamus, einer Region im Gehirn gesteuert. Bei vielen Menschen ist der Hypothalamus aus dem Gleichgewicht geraten.", fing Paul an zu erklären. Ich war extrem gespannt und Lisa hatte sich einen Logenplatz gesucht, um auch ja nichts zu verpassen.

„Durch dieses Ungleichgewicht hat der Körper Gewicht in Form von Körperfett angebaut. Und solange die Ursache für dieses Ungleichgewicht nicht behoben ist, versucht er immer wieder zu diesem Gewicht zurückzukehren, egal was du versuchst. Das ist dann der bekannte Jojo-Effekt"

„Und wo kommt dieses Ungleichgewicht her?", wollte ich wissen.

„Körperfett wird im Körper angelagert, wenn mindestens einer von zwei Faktoren vorliegt; Entweder, wenn „Gifte" im Organismus sind, die der Körper nicht ausscheiden kann, die aber aus dem Blutkreislauf entfernt werden müssen, damit die Organe geschützt bleiben. Dazu bildet der Körper Fett und lagert in den Fettzellen diese Gifte ab. Dazu setzt er seine gefährlichste Waffe ein. Das Hungergefühl!

Oder, und das ist die zweite Variante, der Körper bekommt einfach dauerhaft zu viele Kalorien und speichert diese ‚Energie' in Fettzellen ab.

Damit schafft er sich ein Depot für schlechte Zeiten. Das ist etwas, was das Gehirn vor tausenden von Jahren gelernt hat und auch bis vor etwa 70 Jahren immer wieder gut gebrauchen konnte. Aber heute treten, zumindest hier, solche Krisensituationen nicht mehr unbedingt auf und der Körper hat unnötige Vorräte."

Ich schaute an mir runter und mein Blick blieb am Vorratslager in der unteren Etage hängen. Das, was da eingelagert war, könnte eine kleine Familie locker durch eine Hungersnot bringen.

„Aber warum essen wir so viel?", wollte ich wissen.

„Nun, dafür gibt es einige Gründe. Sei es durch Erziehung (iss den Teller leer, sonst…) oder aus Geselligkeit, oder auch aus Langeweile.", Paul schaute sehr ernst. „Aber vor allem weil die Nahrung, die wir heute zu uns nehmen, nicht mehr das in ausreichender Menge enthält, was wir wirklich brauchen.

Vieles an Vitalstoffen ist in unserer Nahrung nur noch in so geringer Menge enthalten, dass der Körper seinen Bedarf nicht mehr mit normalen Portionen decken kann. Und dann fängt er an zu schreien. Sprich, er meldet Hunger!"

„Also liegt die Lösung in Obst und Gemüse?", fragte ich.

„Nur zum Teil. Obst und Gemüse ist sicherlich bedeutend besser als Fastfood, Chips und Cola. Aber auch dort ist heute nur noch selten das drin, was wir brauchen. Es gibt erschreckende Studien darüber, wie der Vitalstoffgehalt von Obst und Gemüse in den letzten Jahren stetig gesunken ist. Das kann ich dir gerne mal zeigen.

Wenn also diese hohe Kalorienzufuhr zu lange anhält, bildet sich eine Gewohnheit und der Hypothalamus wird auf diesen neuen Zustand umprogrammiert.

Der Körper ist auf Erhaltung programmiert und weigert sich dieses ‚normale' Fett dauerhaft abzugeben. Wenn du also eine der üblichen Diäten machst, die ja auf Kalorienverzicht basieren, meldest du ihm eine Notsituation. Er stellt sich darauf ein, indem er den Stoffwechsel noch ein Stück runterfährt. Du fühlst dich schlapp und müde und irgendwann hörst du mit der Diät auf. Dann kommt der Zeitpunkt, in dem das Gehirn meldet, dass alle Speicher wieder gefüllt werden müssen und in Kürze bist du wieder dort, wo du vorher gewesen bist. Oder sogar ein paar Kilo darüber."

Das hörte sich logisch und verständlich an.

„Damit gibt es zwei Gründe für den Jojo-Effekt: Entweder, der Körper will sich wieder wappnen für Notzeiten und strebt auf sein übergewichtiges ‚Normal' zurück, oder (und dies ist heute durch Umweltgifte fast die Regel) der Körper setzt bei einer Fettverbrennung im Rahmen einer ‚normalen' Diät seine in den Fettzellen entsorgten ‚Gifte' frei und muss sie schnellstmöglich wieder in neues Fett verschließen, um sich zu schützen. Die Lösung ist eine spezielle, aber sehr einfach durchzuführende Kur, die sowohl die Vitalstoffzufuhr als auch die Entgiftung sicherstellt und über mindestens drei Wochen dauert. Dazu kommt eine Stabilisierungsphase von 21 Tagen, damit der Hypothalamus danach auf einen neuen ‚gewohnheitsmäßigen' Normalwert eingestellt bleibt."

„Sechs Wochen und alle meine Probleme sind gelöst?", fragte ich mit einem ungläubigen Schmunzeln.

„Nein, nicht wirklich. Bei mir waren es etwa sechs Monate. In der Zeit habe ich 62 Kilo abgenommen und seitdem mein Gewicht gehalten."

Dieses Mal war mein ungläubiges Gesicht wohl noch besser, denn Paul lachte laut los.

„Ich liebe diesen Moment, wenn ich das jemandem erzähle. Die Gesichter sind einfach unbezahlbar."

Er zeigte mir ein Foto von einem Mann, der ihm recht ähnlich sah. Nur dass diese Version von Paul aussah, als ob er eine ordentliche Portion Ballongas zu sich genommen hätte. Es war unglaublich. Wenn das hier wirklich Paul war, und nicht sein etwas zu schwer geratener Zwillingsbruder, dann war in der Zwischenzeit ein absolutes Wunder passiert. Und er hatte nicht übertrieben. So wie er auf dem Bild aussah, hatte er wirklich noch ein paar Kilo mehr gehabt, als ich jetzt.

„159 Kilo, falls du dich das gerade fragst", meinte Paul. Und ja, das hatte ich mich gerade gefragt. Er war einen halben Kopf kleiner als ich, daher wirkten die sechs Kilo, die er mehr hatte, gleich bedeutend schwerer. Ich fand es aber trotzdem erschreckend, wie nah ich diesem Gewicht doch war.

„Der Moment, der mir am meisten in Erinnerung geblieben ist aus dieser Zeit war der, als ich mit meinem zweijährigen Sohn durch die Stadt gegangen bin und wir an einer Michelin-Werbung vorbeikamen. Mein Sohn zeigte auf das Männchen und meine nur ‚Papa! '. Da wurde mir bewusst, wie schlimm ich ausgesehen habe.", grinste Paul.

Erklärungen

„So, und wie funktioniert das Ganze jetzt?" Ich war vollkommen gespannt und wollte das jetzt unbedingt wissen. „Und vor allem: Warum funktioniert das Ganze?".

„Das Ganze funktioniert deshalb, weil der Körper umprogrammiert wird und weil kein Mangel entsteht." Paul zog einen Zettel aus der Tasche.

„Diese Kur basiert auf drei Standbeinen", fing er an zu erläutern. „Im Mittelpunkt stehen hochwertige Vitalstoffe, die dafür sorgen, dass der Körper perfekt versorgt ist, entgiften kann und sich um eine gute Rückbildung der Haut kümmern kann. Zudem gleichen sie den bisherigen Mangel aus und helfen dadurch, den Hunger zu besiegen."

Helmut hörte zweifelnd zu, aber Lisa saß immer noch in der ersten Reihe, nickte fleißig und machte sich Notizen. Es gab was zu lernen...Klasse!

„Das zweite Standbein ist eine veränderte Ernährung, die so gut wie fett- und kohlenhydratfrei und kalorienreduziert ist. Aber keine Panik, man kann genug essen. Es gibt ganz leckere Sachen und zudem hilft das dritte Standbein ganz gewaltig nach."

Helmut schaute verzweifelt aus der Wäsche. Kohlenhydrate waren seine Lieblingsnahrung. Und Kalorien waren sein ein und alles. Er wollte das eigentlich alles überhaupt nicht hören. Aber Lisa war noch munter bei der Sache. Und sie war ganz klar die Chefin!

„Das dritte Standbein ist ein homöopathisches Mittel. Gonadotropin, ein Mittel, das die Kerninformationen des Prohormons hcG enthält"

Jetzt schaute sogar Lisa kurz skeptisch. „hcG? Das ist doch

ein Schwangerschaftshormon, oder?"

„Ja und nein. hcG ist ein Hormon, das sowohl bei Frauen als auch bei Männern vorkommt. Bei Schwangeren wird es verstärkt produziert und kann daher als Indikator für eine Schwangerschaft genommen werden. Aber zum einen, und das ist sehr wichtig, handelt es sich hierbei nicht um das wirkliche Hormon. Das Mittel beinhaltet die Informationen und hat dadurch eine Wirkung, sehr ähnlich der ‚die das hcG bei einer Schwangeren hat. Dort gibt es nämlich zwei ganz geniale Wirkungen, die wir uns hier zunutze machen können.

Zum einen kann das Gonadotropin Fettzellen öffnen und die darin enthaltene Energie dem Stoffwechsel zur Verbrennung zur Verfügung stellen. Das ist eine natürliche Funktion, die bei Schwangeren dafür sorgen kann, dass Mutter und ungeborenes Kind immer optimal versorgt sind, auch wenn von außen nicht genug Nahrung nachkommt. Zum anderen unterdrückt es das Hungergefühl ganz gewaltig. Beide Wirkungen machen wir uns zu Nutze. Zum einen hilft das unterdrückte Hungergefühl dabei, keine ‚schwachen Momente‘ zu bekommen. Zum anderen schaffen wir es dadurch, dass der Körper immer genug Energie zur Verfügung hat, auch wenn wir von außen nur eine kleine Menge zuführen."

„Wie klein ist diese Menge?", wollte ich wissen. „500 bis 700 Kilokalorien", sagte Paul und ich hörte Helmut laut aufstöhnen.

„Ich kann dir aber garantieren, dass das in dieser Konstellation vollkommen ausreicht. Ich habe wirklich so gut wie nie Hunger gehabt. Und ich habe so gut gegessen wie noch nie. Und für dich, als ehemaligen Koch, wird es noch viel einfacher sein."

„Und was kann ich alles essen?", wollte ich unbedingt wissen. Aktuell war ich noch etwas auf Helmuts Seite.

„Du hast in der Zeit auf jeden Fall fünf Mahlzeiten am Tag.

Ein Frühstück, eine Zwischenmahlzeit am Vormittag, ein Mittagessen, noch eine Zwischenmahlzeit am Nachmittag und ein Abendessen. Und evtl. noch eine kleine Ergänzung am späteren Abend.

Bei den beiden Hauptmahlzeiten sollte immer eine Eiweißquelle dabei sein. In etwa 120 g z.B. Fleisch, Fisch oder Geflügel. Aber auch Tofu, Sojageschnetzeltes oder Seitan gehen ganz gut.

Ansonsten so viel Gemüse wie du willst. Zwar nicht jedes Gemüse, aber eine ganze Menge Auswahl steht zur Verfügung.

Die Zwischenmahlzeiten können z.B. ein Stück Obst sein."

„Und das Frühstück?", fragte ich. „Das Frühstück kann zum Beispiel ein Eiweißshake sein. Oder aber mal ein Quark mit ein paar Früchten. Ich gebe dir da aber noch eine Liste mit Vorschlägen."

Ich hatte gerade überhaupt keine Ahnung, warum ich nach dem Frühstück gefragt hatte. Meins bestand eigentlich nur aus Kaffee. Helmut saß beleidigt in der Ecke, hielt sich die Ohren zu und machte „Nananananananan!". Dafür war Lisa umso begeisterter.

„Und was ist mit diesen Vitalstoffen. Was genau habe ich mir darunter vorzustellen?". Mir war zwar klar, dass der Körper darauf angewiesen ist, gut versorgt zu sein. Und ich hatte auch schon von guten Ergänzungen gehört. Kritisch war ich trotzdem.

„Nun, zum einen brauchst du immer, und ganz besonders während dieser Zeit, eine gute Rundumversorgung mit allen notwendigen Vitaminen und Mineralstoffen. Dafür gibt es bei der Firma, von der ich meine Vitalstoffe beziehe, ein sehr hochwertiges und ausgewogenes Produkt.

Dazu kommen ein paar spezifische Produkte, die spezielle Aufgaben erfüllen:

OPC, das derzeit stärkste bekannte Antioxidans. Dies hat in der Kur verschiedene positive Wirkungen, aber vor allem ist es gut für die Zellerneuerung und damit für die Hautstraffung.

MSM, eine sehr hochwertige Schwefelverbindung, die speziell zur Entgiftung des Körpers positiv beiträgt

Omega3-Fettsäuren und Vitamin D. Essentiell für eine gute Grundversorgung, gleichzeitig stimmungsaufhellend und gut für die Haut. Zudem sind die Fettsäuren sehr wichtig, damit andere Vitamine für den Körper überhaupt aufgeschlüsselt werden können.

Das ganze wird optimaler Weise noch durch einen sehr hochwertigen und leckeren Eiweißshake ergänzt, denn Eiweiß ist für eine Fettverbrennung einfach unabdingbar. Und für den Muskelaufbau sowieso."

„Und woran erkenne ich gute Vitalstoffe, beziehungsweise, wo bekomme ich die her?", fragte ich neugierig.

„Wo du die herbekommst ist recht einfach. Da kann ich Dir wirklich nur den Hersteller empfehlen, bei dem ich bestelle, denn die Produkte sind absolut genial. Aber zu der Frage, woran du gute Vitalstoffe erkennen kannst, gebe ich Dir gleich einen kurzen Artikel, der das sehr gut beschreibt."

Ich schwankte zwischen Interesse, Überzeugung und Zweifel hin und her. Es hörte sich alles sehr gut an, aber ich brauchte unbedingt noch mehr Informationen. Vor allem darüber, wie diese Kur jetzt genau ablaufen sollte.

Als könnte er meine Gedanken lesen, meinte er plötzlich: „Ich würde Dir jetzt gerne erstmal erklären, wie die Kur genau abläuft. Ich denke, dass sich dann schon einige deiner Fragen von selbst beantworten."

Er legte mir ein Blatt vor, auf dem ein paar Kästchen und Pfeile waren.

Die Kur fängt an mit zwei ganz besonderen Tagen, für die es verschiedene Namen gibt: Ladetage, Schlemmertage, das große Fressen... (Helmut wurde plötzlich neugierig)

Dann kommt die Kurphase, die mindestens 21 Tage dauert, aber ohne weiteres verlängert werden kann. In dieser Zeit hältst du dich an die Ernährung, wie ich sie eben beschrieben habe, nimmst das Gonadotropin und die Vitalstoffe.

Als nächstes kommt die Stabilisierungsphase, in der der Hypothalamus neu programmiert wird. Dadurch wird dafür gesorgt, dass der Erfolg auch nachhaltig ist. Auch diese Phase dauert 21 Tage.

Hierbei ist die Ernährung ähnlich wie in der Kurphase, nur dass du etwas mehr Fett zu Dir nehmen kannst. Aber hier fällt das homöopathische Mittel weg.

Im Anschluss daran kommt das Austesten. Du isst wieder ‚normal', achtest aber einfach darauf, wie dein Körper auf verschiedene Sachen reagiert.

Und zum Abschluss kommt die Wellness-Phase. Die Zeit, in der du einfach schlank und gesund weiterlebst. Und deinen Körper einfach rundum gut versorgst!"

„Und was war das mit den Ladetagen?", fragte Helmut mit meiner Stimme.

„Das sind zwei Tage, in denen du nach Lust und Laune in dich reinschaufelst. Kohlenhydrate, vor allem aber fettige Dinge. Chips, Burger, Speck,… soviel nur geht".

Helmut schrie laut: „Das machen wir. Vergiss den Rest, diese Tage machen wir."

Lisa schaute entsetzt und verzweifelt. Das konnte doch nicht sein. Fressen um abzunehmen. Sie wollte gerade rebellieren, als Paul sagte: "Ich weiß, dass sich das vollkommen unglaublich und blödsinnig anhört, es macht aber wirklich Sinn. In diesen zwei Tagen wird der Stoffwechsel auf Hochtouren gebracht und richtig angekurbelt. Und der Stoffwechsel lässt sich sehr gut vergleichen mit einem großen Kreuzfahrtschiff. Wenn das so richtig auf Touren ist, lässt sich das auch nicht schlagartig bremsen sondern läuft auch dann, wenn alle Maschinen aus sind, noch einige Kilometer weiter.

Und hier ist es sehr ähnlich. Du verbrennst in den ersten Tagen der Kur, bis die Wirkung des hCG wirklich einsetzt, alles das, was du in den Ladetagen angefuttert hast, und noch eine Menge mehr.

Zudem hilft es auch in den ersten Tagen der Kur dadurch, dass du einfach keine Lust hast zu essen. Selbst bei jemandem wie mir, der eine professionelle Fressmaschine war, hat es gewirkt. Kennst du die Szene aus dem Film ‚Der Sinn des Lebens', in der jemand explodiert, weil er nach seinem Menü noch ein Minzblättchen isst? Genau so habe ich mich gefühlt.

Freunde von mir haben die Kur auch gemacht und sind an den Ladetagen essen gegangen. Sie waren in einem Gasthaus, das berühmt ist für seine Ente. Eine halbe Ente pro Person! Und dazu haben sie noch alle möglichen Beilagen bestellt. Die anderen Gäste haben da schon gestaunt. Als sie dann aber alle noch ein Dessert geordert haben, hat sogar die Bedienung große Augen gemacht. Darauf meinte dann nur einer meiner Freunde, dass sie sich nicht wundern solle. Sie würden gerade eine Diät machen. Kannst du Dir das Gesicht der Kellnerin vorstellen? Sie meinte nur: 'Wenn das funktioniert, dann müssen sie hier unbedingt wieder vorbeikommen! '

Ein anderer Freund ist an den Ladetagen zwischen allen möglichen Fastfood-Läden, seinem Lieblingsitaliener und einer Konditorei hin und hergegangen. Da er aber das Gefühl hatte, nicht genug Fett geladen zu haben, hat er zwischendurch noch Sahne getrunken.

So extrem braucht man es nicht zu machen. Es schadet aber auch nicht. Es ist allerdings sehr wichtig, diese Ladetage ernst zu nehmen, denn sie sind wirklich ein wichtiger Teil des Erfolgs."

Paul beschrieb mir noch, was er so alles in der Kur gegessen hatte und welche „Tricks" er genutzt hatte, um die eigenen Gewohnheiten zu umgehen. Es hörte sich richtig interessant an und als er mir dann noch einige Bilder zeigte, von sich, von Freunden und Bekannten, war ich vollkommen überzeugt, dass ich das machen wollte. Denn fast alles, was er aufzählte, hörte sich vollkommen lecker an und es weckte auch meinen Ehrgeiz, selber Rezepte zu entwickeln. Ich merkte einen Anflug meiner alten Leidenschaft: „Kochen!"

Als ich Paul sagte, dass ich die Kur machen wolle, freute er sich. „Das finde ich klasse. Und ich begleite dich sehr gern auf deinem Weg. Gerade am Anfang entstehen doch immer wieder Fragen und wenn ich sie nicht direkt beantworten kann, dann kenne ich aber genügend Leute, die das bestimmt können."

Er erklärte mir noch den Bestellvorgang für die Vitalstoffe. Der Preis erschien auf den ersten Blick recht hoch, aber ich hatte das volle Vertrauen, dass ich dafür auch eine entsprechende Gegenleistung bekommen würde.

Und ich wurde nicht enttäuscht! Aber davon werde ich noch berichten.

Zudem gab er mir noch Bestellmöglichkeiten für das Gonadotropin und meinte, dass ich mit der Kur beginnen solle, wenn ich beides geliefert bekommen hätte. Danach verabschiedeten wir uns voneinander und ich machte einen ausgedehnten Spaziergang nach Hause.

Dream on

In der folgenden Nacht träumte ich von halben Enten und Bergen von Klößen. Von riesigen Kannen voll Sahne und Schokoladenbergen. Als ich früh morgens aufwachte, war ich pappsatt. Selbst als Traum hatte diese Ladephase also schon ihre Wirkung gezeigt.

Meine gesunden Vorräte im Büro würden auch für heute noch reichen, somit konnte ich mir den Höllentrip durch den Supermarkt ersparen. Zudem war ich heute mit Mareike und Ihrer Freundin Claudia aus der Buchhaltung zum Mittagessen verabredet. Wir wollten mal eine gemütliche Mittagspause verbringen, statt immer nur am Schreibtisch zu essen.

Beide, besonders Mareike, waren sehr nette Kolleginnen und ich verbrachte sehr gerne mal eine Pause mit Ihnen. Früher hatten wir das öfter gemacht, aber irgendwie ließ es der Stress der letzten Monate nicht mehr zu. Somit war ich sehr froh, dass es endlich mal wieder klappte.

Beim Essen berichtete ich von meinem Gespräch mit Paul und dass ich jetzt bald mit der Kur anfangen wolle. Mareike hörte sehr interessiert zu, aber Claudia verzog das Gesicht.

„Was ist denn, Claudia?", fragte Mareike.

„Ach, ich kann mir einfach nicht vorstellen, dass das funktioniert. Ich habe schon so viel ausprobiert und habe auch schon über meinen Arzt mal was gemacht, aber das hat nie lange angehalten", meinte sie frustriert. Dass Claudia auch ein Gewichtsproblem hatte, war nicht unbedingt auf den ersten Blick sichtbar, da sie es gut kaschieren konnte, aber bei genauerem Hinsehen konnte man das eine oder andere Röllchen entdecken.

Ich hatte mir dazu aber nie Gedanken gemacht.

Bei Mareike war es etwas anders. Sie war eigentlich schon immer recht schlank, hatte aber, parallel mit unserer Schreibtisch-Esserei, so langsam einen kleinen Schwimmring entwickelt. Und dass der sie störte, wusste ich schon länger. Sie war auch diejenige, die mehr dazu wissen wollte. Wir vertagten das Gespräch darüber, weil wir beide merkten, dass es Claudia nicht so toll fand, über Abnehmen und Gewicht zu reden. Ich war mir aber jetzt schon sicher, dass sie irgendwann auch mehr wissen will.

„Du, ich mache da einfach mit", meinte Mareike plötzlich. „Wenn du davon überzeugt bist, dann hat das bestimmt Hand und Fuß. Und Paul kann man da auch sicher vertrauen." Sie schaute mich lächelnd an und ich lächelte zurück. Innerlich war es aber vielmehr ein riesig lauter Freudenschrei mit glücklichem Gejodel. Wieder einer dieser Momente, in denen ich froh war, wenn etwas nicht an die Oberfläche kam.

Für mich war es die pure Erleichterung, diese Kur nicht alleine machen zu müssen. Paul an meiner Seite zu haben als „Ehemaligen" war sehr wertvoll, aber eine Mitstreiterin dabei zu haben war unbezahlbar.

Wir wechselten das Thema und genossen unser sehr leckeres Essen. Nudeln. Mit Sahnesoße. Lecker, aber total falsch. Aber egal, es war eine Art Abschiedsessen. Und ich habe es genossen.

Nach dem Essen, zurück im Büro, sprach Mareike Paul sofort an und sagte ihm, dass auch sie die Kur machen will. Er rief mich rüber zu ihnen und wir besprachen kurz, dass wir uns nach Feierabend noch einmal kurz zusammensetzen würden, um ein paar Punkte für die Bestellung durchzusprechen.

Später am Abend traf ich mich noch mit meinem besten und ältesten Freund Bert. Ein total lieber, netter Kerl, den ich in meinem Leben wirklich nie wieder missen will. Wir sind uns in vielen Punkten sehr ähnlich, auch was die Statur angeht und ich war mir eigentlich sicher, dass ich mit der Stoffwechelumstellung bei ihm Interesse wecken könnte.

Selten in meinem Leben habe ich so danebengelegen. Er hörte sich an, was ich zu erzählen hatte.

„Das ist ein absoluter Traum, was damit möglich ist", sagte ich begeistert.

„Na dann träum schön und sag mir Bescheid, wenn du aufgewacht bist. Das klappt doch nie. Wir beide sind dick und wir werden dick bleiben. Außer wir bekommen das Geld für eine Fettabsaugung zusammen."

Bumm…Abgeschossen! Ich habe keine Ahnung, wie Berts innerer Schweinehund heißt, aber der musste noch stärker und dicker als Helmut sein. Und dieser kicherte leise vor sich hin und freute sich einen Moment darüber, dass er Verstärkung bekommen hatte. So ein Mist

„Lass ihn reden, der hat keine Ahnung", meldete sich Lisas zartes Megafon-Stimmchen und trieb mich wieder an. Und Recht hatte sie. Warum sollte ich mich vom Unglauben anderer bremsen lassen.

„Na gut, dann träume ich mir jetzt mal meinen Traumkörper und du kannst real so bleiben wie du bist. Ist für mich in Ordnung!", sagte ich mild lächelnd und wechselte das Thema.

Pakete

Ein paar Tage nachdem ich meine Vitalstoffe bestellt hatte kam ein großes Paket bei mir an. Darin waren ein paar schöne Dosen mit meinen neuen kleinen Freunden. Von Paul hatte ich eine Anleitung zur Dosierung bekommen und jetzt fehlten mir nur noch die hcG-Globuli. Fünf Minuten später klingelte es nochmal an der Tür. Es war wieder die Postbotin, die nett lächelnd meinte: „Das kleine hier ist auch noch für Sie. Das hatte ich eben übersehen."

Das Paket von der Online-Apotheke. Jetzt war die Ausstattung komplett. In dem kleinen Päckchen waren zwei braune Glasfläschchen mit gelb-weißen Aufklebern. Gonadotropin C30. Eins für mich, eins für Mareike. Ich rief sie sofort an, um ihr zu berichten, dass wir loslegen konnten.

Und das, was jetzt kam, war eine generalstabsmäßige Planung. Wir hatten ein verlängertes Wochenende vor uns und entschieden, dass wir uns freitags zum Brunch bei mir treffen wollten. Danach würden wir zusammen zum Italiener gehen, eine Abschiedspizza essen. Dann war der Plan, nebenan in das Eiscafé zu gehen und dort dann Pläne für den restlichen Tag zu machen. Für Abends war auf jeden Fall ein gemütlicher Filmabend geplant mit Chips, Schokonüssen, Popcorn und leckeren Getränken.

Den Samstag wollten wir dann mit einem Ausflug zu Mareikes Eltern starten, die etwas außerhalb einen kleinen Pub hatten und dort sollte es ein deftiges irisches Frühstück geben. Die absolute Spezialität des Hauses.

Für den Nachmittag stand uns der Sinn dann nach Fastfood und für den Abend hatten wir ein paar ordentliche Schnitzel mit Pommes eingeplant.

Zwischendrin waren wir mit Paul verabredet, um gemeinsam für die ersten zwei Tage der Kurphase einzukaufen.

Und sonntags würden wir dann mit genau diesen Einkäufen einen kleinen Kochkurs machen. Darauf war ich sehr gespannt.

Das würde alles in allem eine sehr spannende Erfahrung. Wir hatten noch nie so viel Zeit miteinander verbracht, wie es jetzt geplant war. Und das machte mich schon etwas nervös. Aber wir hatten ja gesagt, dass wir das zusammen machen und da gehört dann auch dazu, dass man sich gemeinsam in die Schlacht wirft.

Und die erste Schlacht war, mal wieder, der Besuch im Supermarkt. Die Mitarbeiterin, die mich bei meinem Gesundfutter-Einkauf mit mitleidigem Blick abkassiert hatte, war gerade dabei, Ware einzuräumen. Sie schaute in meine Richtung, erkannte mich eindeutig und wurde bleich. Ihre Gedanken müssen in etwa folgende gewesen sein: „Da ist ER wieder. Ohje, er hat Verstärkung mitgebracht. Und einen Einkaufswagen. Hilfe, was hat der jetzt bloß vor?"

Im Vorübergehen nickte ich ihr freundlich zu und sie lächelte gequält zurück.

Und dann legten wir los. Alles was uns in den Weg kam und halbwegs nach unserem Geschmack war, wurde in den Einkaufswagen geladen. Schokolade, Gummibärchen, Sahnejoghurt, Eis, Chips, Pudding, Schokosauce, ….

Ich konnte es mir nicht verkneifen, mit dem Wagen noch einmal in der Nähe der netten Verkäuferin anzuhalten und laut zu Mareike zu sagen:" So, ich denke das wird für uns beide für morgen reichen."

Ihr Blick war unbezahlbar.

Mr Lader Lader

Wer diese beiden Tage als Schlemmertage bezeichnet, macht definitiv etwas falsch. Auch die Beschreibung „Völle-Tage" ist nur annähernd richtig.

„Das große Fressen" ist die einzige Beschreibung, die aus meiner Sicht passt. Wir hatten uns ziemlich an unseren Plan gehalten. Nur der Besuch beim Griechen war vorher nicht angedacht worden und stellte sich im Nachhinein als Herausforderung dar.

Wenn der Verstand aussetzt und der Bauch anfängt zu steuern, dann ist ein griechisches Restaurant sicherlich einer der schlechtesten Plätze, an denen man sich aufhalten sollte. Zumindest für mich.

Als die Kellnerin uns die Speisekarte brachte, war ich noch davon überzeugt, dass wir zwar eine Menge essen würden, denn das war ja der Plan. Ich hatte aber keine Ahnung, worauf ich mich eingelassen hatte. Paul hatte sich zu uns gesellt und hatte seine Frau Hanna und seine Kinder mitgebracht.

Als Vorspeise orderten wir Tsatsiki, Brot und Oliven für den ganzen Tisch. Vertieft in interessante Gespräche merkte ich nicht, dass ich alleine schon fast die Hälfte der Vorspeisen weggemampft hatte. Aber diese Tatsache erregte keinerlei Verwunderung bei meinen Begleitern. Zum einen sollte ich das jetzt ja mal. Zum anderen waren es zumindest Mareike und Paul nicht anders von mir gewohnt... leider.

Das was dann kam, bestätigte meine Vermutung, dass es einen Zusammenhang zwischen der Einwohnerzahl griechischer Städte und Inseln und der Verwendung der Ortsnamen in Speisekarten gibt. Auf jeden Fall war ich sehr froh, mich für Rhodos und nicht für Athen entschieden zu haben. Das, was sich da vor mir auftürmte hätte sicherlich für die gesamte griechische Fußballnationalmannschaft gereicht. Da ich noch immer Hunger hatte und in einer besonderen Mission unterwegs war schaffte ich es, dass sich mein Gehirn vollkommen widerstandslos ausschalten ließ und sich erst nach dem abschließenden Ouzo, und ausgelöst durch das aufgeblähte Gefühl meines Magens, wieder meldete. Die abschließende Schadensmeldung lautete: „Satt, aber verblödet!"

Paul lächelte sanft und meinte: „Ich glaube aber nicht, dass das reichen wird. Da gehört noch ein Dessert obendrauf!"

Ich wollte gerade panisch abwinken, ließ mich dann aber doch überzeugen. Ich wollte ja wirklich abnehmen....Also noch etwas Süßes obendrauf und zum Verdauen einen weiteren Ouzo. Mein Gehirn hatte nicht die geringste Chance auf Erholung.

Etwa eine Stunde später kamen wir zu mir nach Hause. Paul und seine Familie hatten sich verabschiedet und Mareike und ich machten uns sofort an die Vorbereitungen für den Filmabend. Es sollte einfach ein gemütlicher Abend im Schlaraffenland werden. Wir stellten unsere Vorräte parat, die noch etwas größer geworden waren als geplant, legten die erste DVD ein und jeder suchte sich sein gemütliches Eckchen auf der Couch. Helmut schien die Vorstellung zu genießen, dass es ewig so weitergehen könnte und versuchte heimlich, mich davon zu überzeugen. Aber er hatte nicht die geringste Chance, denn ich hatte eine Mission. Und meine Chefin „L" war unerbittlich.

„Ich könnte fast platzen", meinte Mareike, nachdem wir den ersten Film und die erste Ladung Süßes hinter uns gebracht hatten. Mir ging es ganz genauso. „Ich habe keine Ahnung, wie das noch einen Tag so weitergehen soll. Können wir nicht schon morgen mit der Kur loslegen?", fragte sie mit gequältem Blick.

„Ich denke, da müssen wir jetzt durch. Aber vielleicht reicht es einfach für heute. Lass uns einfach eine Futterpause machen.", war meine Antwort.

Den nächsten Film schauten wir fast ohne Knabberei und das war auch ganz gut so. Ansonsten wäre ich wirklich geplatzt.

Mareike war kurz vor Ende des Films auf der Couch eingeschlafen. Eigentlich war geplant, dass sie noch nach Hause fahren wollte und ich sie dort am Morgen abholen würde. Halbherzig stupste ich sie zwei, drei Mal an. Sie reagierte aber nicht und so entschloss ich einfach, dass sie genau dort bleiben würde, wo sie jetzt war. Ich sorgte noch dafür, dass sie bequemer lag, deckte sie zu und dimmte das Licht soweit runter, dass sie nicht gestört würde, sich aber orientieren konnte, sollte sie wach werden.

Dann zog ich mich, nach einem kurzen Abstecher ins Bad, in mein Schlafzimmer zurück und versuchte zu schlafen. Das ging erstaunlich gut, nachdem ich eine Ablage für meinen Kugelbauch gefunden hatte.

Ladehemmungen

Jeder Muskel in meinem Körper strafft sich. Ganz oben, auf dem Felsvorsprung über dem tiefblauen Meer, spüre ich die leichte Brise auf meiner Haut. Mit voller Konzentration bereite ich meinen Sprung vor, gehe in die Knie. In meinen Oberschenkeln sammelt sich eine unglaubliche Energie, bereit mich mit Schwung in die Höhe zu schleudern. Ein letzter, konzentrierter Blick und ich drücke mich mit aller Kraft …Bumm…bumm…bumm

Ich schlage mit aller Wucht auf dem Boden vor meinem Bett auf. Und wieder macht es bumm…bumm. Es dauert einen Moment, bis ich wach werde und einen noch längeren Moment, bis ich realisiere, dass es an meiner Schlafzimmertür klopft.

Schlaftrunken sage ich „Ja, bitte" und als die Tür sich öffnete schaute mich Mareike etwas verwirrt, vielleicht auch ein wenig verstimmt, an. „Sag mal, wieso habe ich auf deinem Sofa geschlafen?", fragte sie mich unsicher.

„Du bist beim Film eingeschlafen und ich habe dich dann nicht wachbekommen. Und dich nach Haus zu tragen hätte ich in meinem Zustand nicht hinbekommen", versuchte ich die Situation zu retten.

„Naja, scheinst dich ja immerhin anständig benommen zu haben", meinte sie mit einem leichten Schmunzeln, „Ich würde vorschlagen, dass ich jetzt nach Hause fahre und du mich in etwa einer Stunde abholst. Wir haben ja ein kleines Frühstück vor uns."

Die Fahrt zu Mareikes Eltern dauerte etwa eine halbe Stunde und in dieser Zeit erzählte sie mir, dass sie vor einigen Jahren als Au Pair in Irland gewesen war und im Anschluss noch zwei Jahre dort geblieben war. Sie hatte in dieser Zeit im Callcenter einer Fluggesellschaft gearbeitet.

Ihre Eltern hatten sie ein paar Mal besucht und sich ziemlich in das Land und die Kultur dort verliebt. Als Mareike sich entschlossen hatte, nach Deutschland zurückzukehren, rief sie Ihre Eltern an, um ihnen ihre Entscheidung mitzuteilen. Eigentlich hatte sie mit Protesten gerechnet, oder zumindest mit der Frage, ob sie sich das gut überlegt habe. Der einzige Kommentar war aber nur, dass sie dann auch eine kleine Überraschung für Mareike hätten.

Dass sie drei Wochen später vor dem Haus ihrer Eltern stehen würde, dort aber jetzt eine Familie wohnte, die mit ihrer überhaupt keine Ähnlichkeit hatte, war eine recht interessante Erfahrung, aber nicht unbedingt das womit sie bei der Beschreibung „kleine Überraschung" gerechnet hatte. Zumindest konnten ihr die neuen Bewohner sagen, wo sie ihre Eltern, und auch die 10 Pakete mit Ihrem Hab und Gut, die sie in den letzten Wochen an diese Adresse geschickt hatte, finden konnte. Und dass sie dann mit der Tatsache konfrontiert wurde, dass Ihre Eltern die Dorfkneipe gekauft und in einen Irish Pub umgewandelt hatten, konnte sie nicht mehr wirklich schockieren.

Nach dieser Geschichte war ich mir sicher, auf sehr interessante Menschen zu treffen. Ich war aber sehr überrascht, wie einzigartig und vor allem herzlich sie sein würden. Wir wurden auf das freundlichste empfangen und innerhalb weniger Minuten wurde unser Tisch vollgeladen mit allem, was man sich in Irland unter einem guten „Fry", dem traditionellen Frühstück vorstellt. Würstchen, Speck, Black & White Pudding (gebratene Blut- und Leberwurst), Bohnen, gegrillte Tomaten, Hash Browns (eine Art Kartoffelrösti), Toast und Butter. Spiegeleier und Rühreier rundeten das Bild ab. Dazu Tee mit Milch.

Wir fingen an zu futtern und interessanter Weise funktionierte das schon wieder. Zumindest für den ersten Moment. Es war einfach saulecker.

Mareikes Vater brachte noch eine Platte an den Tisch. Darauf war geräucherter Fisch. „Für manche Leute gehört das auch noch dazu. Und wenn ich meine Tochter richtig verstanden habe, dann seid ihr ja nicht zum Vergnügen hier. Haut rein, ich will hier keine Reste sehen", meinte er mit einem Augenzwinkern.

Wir futterten, was das Zeug hielt. Aber die Berge an Essen wurden einfach nicht kleiner, was vermutlich mehr am regen Nachschub aus der Küche lag als daran, dass wir nicht schaufeln würden. Eher im Gegenteil: Ich war erstaunt, welche Mengen heute schon wieder möglich waren.

Noch überraschter war ich allerdings, als mir plötzlich Mareikes Vater mit der Zärtlichkeit einer Dampframme auf die Schulter haute und meinte: „Dann bin ich mal gespannt, wie Ihr beiden in ein paar Wochen ausseht."

Die Kur beginnt

Dann war es also soweit. Der erste Tag der Kurphase. Ich war definitiv ängstlich und nervös. Zum Teil lag das daran, dass ich noch nicht so genau wusste, was jetzt passieren würde. Zum Teil, und im Moment war das sogar überwiegend, lag es daran, dass ich mir nicht vorstellen konnte, jemals wieder einen Bissen zu essen.

Ich war immer noch so voll und satt, dass sogar Helmut aufgegeben hatte mich in Richtung Küche zu schubsen, was er normalerweise direkt nach dem Aufstehen machte.

OK, normalerweise nur, um den Kaffeetank aufzufüllen, aber trotzdem.

Ich machte mir einen Eiweißshake und einen Kaffee mit einem Schuss Magermilch und erstaunlicherweise war diese Kombination nicht nur ausreichend, sondern auch noch lecker.

In den Shake, Vanillegeschmack, hatte ich noch meine Vitamingrundversorgung gemischt und den Rest nahm ich mit einem großen Glas Wasser. Das war ganz einfach!

Das homöopathische Mittel hatte ich direkt nach dem Aufstehen das erste Mal für diesen Tag genommen. Mittags und am Abend würde ich es nochmal nehmen.

Somit war ich startklar und gespannt auf die ersten Ergebnisse. Mal schauen, ob es dann morgen 20 oder 30 Gramm weniger sein würden.

Der Bürotag lief recht gut. Auffällig war, dass ich keinerlei Hunger verspürte und fast mein Mittagessen vergessen hätte, wenn Mareike mich nicht daran erinnert hätte.

Ein Salat mit einem fettfreien Dressing und gebratener Hähnchenbrust. Einfach, lecker und total sättigend.

Mareike hatte etwas mehr Schwierigkeiten, denn bei ihr setzten am Nachmittag leichte Kopfschmerzen ein. Aber eine kurze Nachfrage bei Paul brachte da eine schnelle Lösung. MSM-Dosis kurzzeitig erhöhen, mehr trinken und entspannen. Die Kopfschmerzen waren in kürzester Zeit weg.

Abends gab es einen Hüttenkäse-Thunfisch-Salat und danach ein Buch. Lesen, nicht essen. Wobei ich mir doch kurzzeitig die Frage stellte, ob Papier eigentlich Kohlenhydrate enthält. Das Buch hatte Paul mir mitgegeben und gemeint, dass er gerade Lust hätte, mein Leben positiv zu verändern und darum sollte ich das mal lesen.

Ich war sehr gespannt und der Titel „Von Mensch zu Mensch" sprach mich sehr an. Unglaublich, was dieses Buch bei mir auslöste. Neben einer positiv schlaflosen Nacht.

Aber dazu später mehr. Ich kann nur so viel sagen: Ich habe es an einem Stück gelesen. Weglegen ging nicht!

Nachdem ich dann doch irgendwann etwas Schlaf gefunden hatte, kam am frühen Morgen die Stunde der Wahrheit. Die Ladetage hatten mir ein Plus von 1,5 Kilo beschert und ich machte mir keine große Hoffnung, dass die jetzt schon wieder weg sein sollten.

So kann man sich täuschen. Sie waren weg und hatten noch weitere 300g mitgenommen.

Das war echt unglaublich. Genau jetzt hatte ich schon so richtig Bock auf diese Kur!

Büroalltag, oder auch nicht

Mareike empfing mich mit einem breiten Grinsen. „Das ist ja echt cool. Ich habe schon fast alles wieder runter, was ich in den Ladetagen zugelegt habe.", sagte sie ganz stolz, „und Hunger habe ich auch keinen."

Ich verschwieg lieber, dass ich schon unter meinem Ladegewicht war, und bestätigte ihr einfach nur, wie toll das Ganze sei. Dabei fiel mir auf, dass auch ich nicht wirklich Hunger hatte.

In der Mittagspause trafen wir uns mit Paul und er erkundigte sich nach unseren ersten Erfahrungen. Dass wir beide so begeistert waren, freute ihn richtig. Es war so, als würde er richtig mitfiebern. Ist schon ein klasse Kerl, dieser Paul!

Die nächsten Tage trafen wir uns immer wieder kurz, um uns auszutauschen. Mareike hatte einen richtigen Flow und mich inzwischen überholt. Am Donnerstag war sie bereits bei drei Kilo und es ging ihr richtig gut damit.

Bei mir war es von Montag auf Dienstag recht gut gelaufen. 1,1kg hatten mich freiwillig verlassen und mir versprochen, nie wiederzukommen. Danach ging es etwas langsamer weiter mit einmal 200g und einmal 350g.

Im Büro wurden wir mittlerweile kritisch beobachtet. Zum einen schien aufzufallen, dass wir drei mehr Zeit miteinander verbrachten, zum anderen konnte ich aber auch ein Gespräch mit anhören, in dem sich zwei Kolleginnen darüber ausließen, dass Mareike und ich ja wohl inzwischen die gleichen Drogen nehmen würden wie Paul. Irgendwie hätten wir plötzlich die Gute-Laune-Krankheit.

Irgendwann würde ich den Damen mal erzählen, dass man durch den ungenutzten Lüftungsschacht zwischen Damen-WC und Kopierraum sehr gut alles hören kann, was auf der anderen Seite gesprochen wird. Aber im Moment genoss ich es einfach zu wissen, dass wir für seltsam gehalten wurden

Führe mich nicht in Versuchung

Das kommende Wochenende stellte mich auf eine harte Probe. Zwei Einladungen zu Geburtstagen, die ich schon vor Wochen angenommen hatte.

Ich hatte immerhin in dieser Woche schon viereinhalb Kilo abgenommen (von Donnerstag bis Samstag hatte mein Stoffwechsel anscheinend eine Sonderschicht eingelegt) und hatte den Ehrgeiz, dass es genauso weitergehen sollte.

Daher ging ich am Freitagabend mit den besten Vorsätzen zu Geburtstag Nummer eins. Ich hatte mir fest vorgenommen, standhaft zu bleiben. Sicherlich würde ich etwas essen, aber ich würde mir auch gut überlegen was und wieviel.

Und dann stand „Es" vor mir. „Es" war ein Buffet von einer Dimension, die ohne weiteres für ein komplettes Kreuzfahrtschiff gereicht hätte. Anwesend waren aber nur ca. 15 Leute. Das Geburtstagskind, mein Schulfreund Gerd, schaute mir erwartungsvoll tief in die Augen und nickte mir dann wohlwollend zu, als wollte er sagen: "Schau mal, was wir nur für dich hier aufgebaut haben."

Als ich mir dann zögerlich ein wenig Salat mit Huhn und etwas von der Rohkostplatte auf den Teller tat, wurde ich nicht nur erstaunt, sondern vielmehr enttäuscht und strafend angesehen.

Anscheinend hatte Anke, Gerds Frau, eineinhalb Tage in der Küche verbracht, um diese gewaltige Menge an Leckereien herzustellen und alles in Erwartung des Ansturms einer einzelnen Person: Mir!

In diesem Moment kam ich doch sehr ins Nachdenken, denn mir wurde schlagartig bewusst, was ich meinen

Freunden in den letzten Jahren für einen Eindruck vermittelt hatte. Ich fühlte mich hundeelend.

Und ich musste wirklich mit mir kämpfen. Ich hatte ein klares Ziel und war jetzt schon ein gutes Stück auf dem richtigen Weg gegangen. Trotzdem meldete sich in diesem Moment eine innere Stimme, die meinte ich müsse den an mich gestellten, vollkommen blödsinnigen Erwartungen gerecht werden und mich durch das Büffet „fräsen".

Helmut und Lisa schauten sich in meinem Kopf gerade sehr tief in die Augen und Lisas Blick war absolut eindeutig. Die tief heruntergezogenen Augenbrauen vermittelten Helmut eine ganz eindeutige Botschaft „Sag jetzt nichts Falsches!"

Ich habe mich an diesem Abend immer mal wieder am Buffet aufgehalten und auch die eine oder andere Kleinigkeit, wie Gurken und Tomaten, zu mir genommen. Aber im Großen und Ganzen stand ich nur dort rum, damit es den Anschein hatte, als würde ich meinem alten Ruf gerecht. Ich glaube, dass es nach der Feier für Anke ein schlimmes Erwachen gab, als sie feststellen musste, dass ihre handelsübliche Tiefkühltruhe niemals für die Reste des Abends ausreichen würde.

Geburtstag Nummer zwei war um einiges entspannter. Zumindest bis zu dem Zeitpunkt, als meine Ex auftauchte. Aber das nur als Anmerkung am Rand.

Es wurde gegrillt, unter anderem auch Fisch, und es gab eine wunderbare Auswahl an Salaten. Also genau das, was ich haben wollte. Ich suchte mir genau die Dinge aus, die in meinen Plan passten. Forelle, Blattsalat, Gurken und Tomaten. Zum Salat mischte ich mir ein einfaches Dressing aus etwas Senf, Essig, Salz und Pfeffer und einem Spritzer Zitrone. Perfekt wären noch ein paar frische Kräuter gewesen, aber die standen leider nicht mit auf dem Tisch.

Und wieder einmal wurde mir bewusst, dass gute Ernährung ganz einfach sein kann und in fast jeder Situation funktioniert.

Die zweite Woche

Nun, was soll ich sagen. Die zweite Woche der Kur zog sich ganz langweilig und ohne irgendwelche Höhepunkte dahin. Wir drei liefen lethargisch durch die Gegend, erledigten unsere Arbeit und verzogen uns danach jeder in seine Wohnung, um einfach nichts zu tun.

BLÖDSINN!!!!

Wir waren allesamt so gut drauf wie schon lange nicht mehr. Mareike war dauerhaft am Lächeln, total entspannt und flirtete am Telefon mit Kunden und Lieferanten.

Mir ging es fast genauso. Ich hatte am Sonntagabend einen mentalen Tiefpunkt, war einfach etwas schlapp und irgendwie melancholisch. Ich schaute mir zum neunundzwanzigsten Mal Blues Brothers an und zum ersten Mal lag ich nicht schon nach fünf Minuten lachend unter dem Tisch. Da irgendwas nicht stimmen konnte, entschied ich mich, meine Abendration Vitalstoffe zu nehmen und dann ins Bett zu gehen.

Am nächsten Morgen sah die Welt ganz anders aus. Ich sprang freudig aus dem Bett, freute mich auf Waage, Dusche, Eiweißshake und stellte nach dieser Prozedur fest, dass ich unendlich viel Zeit bis zur Arbeit hatte. Also entschied ich mich, die drei Kilometer zu gehen.

Nach der Hälfte der Strecke realisierte ich, dass es Montagmorgen war und bekam einen kleinen, dezenten Lachanfall. Ich, gutgelaunt und aktiv. An einem Montag. Ich hatte gerade das ganz dringende Verlangen, in einen Spiegel zu sehen und nachzuschauen, ob ich wirklich ich war.

Ich beugte mich zu einem Autospiegel runter, schaute mir das Gesicht an, das ich dort sah und schaute in ein zufriedenes, lächelndes Gesicht. Ich war mit mir zufrieden!

Das hatte es schon lange nicht mehr gegeben.

Als ich Paul davon erzählte, meinte er, dass ihn das nicht überrascht. Zum einen bekam mein Körper ja gerade ungewohnte Mengen an gesunden Dingen und war dadurch auf einem ganz anderen Energielevel.

 Zum anderen löste die Kur auch mental einiges auf und aus. Speziell meine kleine abendliche Melancholie war da wohl typisch. Zum Glück war sie genauso schnell weg, wie sie gekommen war. Und sie hatte gleich nochmal 1,3 kg Ballast mitgenommen.

Mareike fand es besonders witzig, dass ich zu Fuß bei der Arbeit aufgetaucht war, denn ihr war es ähnlich gegangen und sie hatte sich per Fahrrad auf den Weg gemacht.

Am Dienstag gab es ein Abteilungsmeeting, bei dem unser oberster Boss anwesend war. Wäre ich nicht gerade in einem mentalen Hochdruckgebiet unterwegs gewesen, hätte mir das schon ziemlich den Tag verhageln können. Aber so war es durchaus erträglich. Zudem musste ich gerade wieder an das Buch denken, das Paul mir gegeben hatte. Freiheit, finanzielle Unabhängigkeit, nette Menschen. Das hörte sich immer mehr nach einem Plan an. Ich sollte mal mit ihm reden.

Mittwoch und Donnerstag verbrachten Mareike und ich zusammen die Mittagspause draußen auf der Wiese mit unserem kleinen Stoffwechsel-Picknick. Sonne, gute Gespräche und was Leckeres zu essen. Superschön!

Sie berichtete mir von Ihren Erfolgen und ich war total baff. Klar, mit einem guten Gewichtsverlust hatte ich bei Mareike gerechnet, aber die Kur schien sich noch ganz anders bemerkbar zu machen.

„Zum einen strafft sich gerade irgendwie alles bei mir. Ich habe an den Oberschenkeln jeweils 5 cm weniger und am

Bauch sogar 6 cm. Und das nach etwas mehr als einer Woche. Das ist absolut irre. Aber was mich noch viel mehr begeistert ist, dass ich überall so kleine Veränderungen und Verbesserungen merke. Mein Hautbild ist irgendwie besser und ich habe auch das Gefühl, dass ich viel frischer aussehe."

Da hatte sie durchaus Recht. Gut, ich war da vielleicht nicht ganz so objektiv. Denn irgendwie fand ich sie ja vorher schon…ja, ich gebe es zu…total süß. Aber jetzt sah sie richtig klasse aus.

Woche drei, mit Spaß dabei

Die dritte Woche fing mit einem Schock an. Meine Waage war kaputt. Ich versuchte sie mit Stromstößen aus neuen, hochwertigen und voll geladenen Batterien wiederzubeleben, aber vergebens.

Dabei hatten wir uns doch gerade so gut aneinander gewöhnt. Endlich konnten wir uns vorurteilsfrei begegnen. Sie hielt mich nicht mehr für ein Elefantenbaby und ich sie nicht mehr für ein Folterinstrument.

Und jetzt sollte ich mich an eine Neue gewöhnen. Helmut versuchte verzweifelt, mich davon zu überzeugen, dass das eine vollkommen schwachsinnige Anschaffung wäre und die einzig sinnvolle Verwendung für eine Waage im Abmessen von Backzutaten bestehen würde.

Aber Lisa und ich ließen ihn beleidigt stehen und gingen in das nächste Elektrofachgeschäft.

Wir wollten eine Waage kaufen. Angedacht war folgender Ablauf: Reingehen, Waage nehmen, bezahlen, rausgehen.

Dabei rausgekommen ist eher dies: Reingehen, die Reihe mit den Waagen finden, erstaunt auf ca. 25 verschiedene Modelle schauen, ratlos aussehen.

Und das war der Moment, wo der Fachmann auftrat. Jungdynamischer Verkäufer mit Spezialausbildung für Mess- und Wiegesysteme.

Das folgende Beratungsgespräch dauerte etwa eine Stunde. In der Zwischenzeit erfuhr ich alles Mögliche über Körperanalyse, Fett- und Wasseranteile, BMI, interaktive Verbrauchsberechnung und Waagen mit WLAN.

Toll, dann kann mir meine Waage ja eine E-Mail schicken und mich an das gemeinsame Date am nächsten Morgen erinnern.

Es wurde dann ein eher durchschnittliches Modell mit Körperfett-Analyse. Und wiegen kann sie auch. Was mich nur etwas nervös machte war, dass die Waage aus Glas bestand und sich das mit meinem Gewicht vielleicht nicht vertragen würde. Aber da hatte der Jungdynamiker mich tiefgreifend beruhigen können.

Die erste objektive Messung der dritten Woche fand somit also erst am Dienstag statt. Seit Sonntagmorgen waren tatsächlich 2,8 kg verschwunden. Es waren noch nicht einmal 2/3 der normalen Kurphase vorbei und ich hatte insgesamt schon etwas mehr als 10 Kilo abgeworfen. Und das fühlte sich schon genial an. Aber noch war ich nicht an meinem Ziel angekommen.

Mittwoch war nochmal ein kleiner Schub da. 1,2 Kilo weniger.

Und dann kam Er!

Spiel, Satz und Sieg!

Der Setpoint kam hart und unerwartet.

Donnerstags stieg ich auf meine neue Waage und musste feststellen, dass sich nichts verändert hatte. Im ersten Moment dachte ich schon, ich dürfte das Gerät zurückbringen und umtauschen. Der Gedanke, dass ich einfach nicht abgenommen haben könnte, kam mir überhaupt nicht in den Sinn. Bis mir einfiel, was Paul über die Setpoints gesagt hatte.

Freitags konnte ich noch gut damit leben und auch Samstag war noch ok für mich. Insbesondere weil ich ja von vorneherein eingeplant hatte, die Kurphase über die 21 Tage hinaus zu verlängern, machte ich mir hier keinen Stress.

Montags hatte sich immer noch nichts getan und ich fing doch langsam an, mich zu fragen, ob ich irgendwie vergessen hätte, wie das mit dem Abnehmen geht. Paul lächelte nur mild und beruhigte mich: „Du noch viel lernen musst, junger Padawan."

Na toll, jetzt zitiert er auch noch Yoda, dachte ich grinsend. Aber er hatte genau das erreicht, was er wollte. Ich nahm es lockerer und übte mich in Geduld. Und die wurde kurz darauf belohnt.

Schlagartig waren am nächsten Morgen wieder 2,5 Kilo verschwunden. Ich hatte den Set-Point gut genutzt. Den Satz hatte ich gewonnen.

Aber das Match ging weiter. Am Ende der 21 Tage hatte ich 13,5 Kilo weniger.

In den kommenden 80 Tagen, um die ich die Kurphase verlängert habe, hat sich mein Körper von weiteren unglaublichen 32,5 Kilo befreit. Und das Spannende daran war, dass ich zu keinem Zeitpunkt die Lust verloren habe. Es hat sich einfach vollkommen richtig und gut angefühlt.

Aber der Oberhammer war, was mit meiner Haut passierte. Jedes Mal, wenn ich mal wieder einen Abnehmschub hatte, wurde meine Haut gerade am Bauch etwas weicher. Dann dauerte es ein paar Tage und schwupps, war sie wieder so straff wie vorher.

Gut, kleine „Schwangerschaftsstreifen" haben sich etwas länger gehalten, sind aber auch im Lauf der Zeit verschwunden.

In der Zwischenzeit hatte ich es mit dem Sport nicht ganz sein lassen können, denn ich hatte irgendwann einen unglaublichen Bewegungsdrang entwickelt. Somit hatte ich abends angefangen, ein paar einfache Übungen zu machen. Liegestütz und Kniebeugen waren meine Favoriten. Dazu kamen Ausfallschritte mit leichten Gewichten.

Mareike war nach insgesamt 40 Tagen mit ihrer Kurphase fertig und ging in die Stabiphase über. Und das mit einem traumhaften Ergebnis. Sie hatte 22 Kilo verloren, einen festen, straffen Körper gewonnen und sah hammermäßig gut aus.

Und sie leuchtete regelrecht. Inzwischen hatten übrigens ihre Eltern auch mit der Kur angefangen und auch ihnen tat es wirklich gut. Frisch und munter, lebensfroh und mit viel Spaß hatten auch sie einige Kilos verloren und Lebensqualität gewonnen. Auch Claudia fing langsam an, ihre Zweifel fallen zu lassen und hatte sich das Ganze mal in Ruhe erklären lassen. Nur Bert ignorierte mich plötzlich total. Aber das ist vermutlich nur eine Phase!

Stabi!

Die Stabiphase wurde dadurch eingeleitet, dass ich zwei Tage vorher das homöopathische Mittel absetzte. Da ich ja nun wieder etwas Fett zu mir nehmen durfte, gab es am ersten Tag einen Salat mit gegrilltem Lachs. Das war ein absolutes Highlight.

Die nächsten Tage beobachtete ich mein Gewicht dann ganz genau. 500 g Abweichung nach oben und unten waren das erlaubte Maximum. Mehr darf es nicht sein, da der Hypothalamus sonst kein klares Gewicht für das Setzen des neuen Setpoint hat.

Das ging aber sehr gut bei mir.

Mareikes Mama hatte da in ihrer Stabiphase etwas größere Probleme, weil sie immer weiter abnahm. Aber das wurde dann durch etwas größere Kalorienmengen wieder aufgefangen.

Auf jeden Fall war es auch eine hervorragende Gelegenheit, mich weiter kreativ in der Küche auszuleben und mir den Spaß am gesunden Kochen wiederzugeben.

Helmut war recht gefrustet. Er hatte bei dem ersten kleinen Schwung Fett noch gehofft, dass ich rückfällig würde. Aber inzwischen war seine Stimme so leise geworden, dass ich ihn sehr leicht überhören konnte. Lisa hingegen fing morgens schon mit einem Freudentanz an. Und sie fragte mich ganz deutlich, wie es denn nach der Stabi weitergehen sollte.

Die Antwort darauf war ganz klar: Gesund und mit Spaß!

Und weiter mit Methode!

Paul, danke! Danke, danke, danke!!

Danke, dass du mich dazu „gezwungen" hast, mir einen Vortrag über gesunde Ernährung und Sport anzusehen. Und ich muss wirklich anerkennend sagen, dass du ein sehr gutes Händchen dafür hast, Informationen vollkommen neutral klingen zu lassen, aber doch einen enormen psychologischen Druck aufzubauen. So Sätze wie: „Ich kenne einige Leute, die sich genauso zielstrebig und intelligent mit ihrem Körper beschäftigen wie du es jetzt gerade tust. Und diese Leute sind begeistert von diesem Vortrag!", sind auf den ersten Blick harmlos, aber wirken wirklich lange nach. Gut gemacht!!

Vor der Veranstaltung war ich davon ausgegangen, einen trockenen Vortrag über mich ergehen lassen zu müssen, der sicherlich inhaltlich sehr interessant sein würde und etwas mehr Information liefern könnte, als ich aus der Zeitungssammlung meines Zahnarztes schon wusste.

Und ich ging davon aus, dass dieses Wissen von einer Mischung aus Fitnessguru und Dr. Best präsentiert würde.

Mit dem was dann aber wirklich passierte, hatte ich nicht gerechnet. Insbesondere nicht damit, dass dieser durchtrainierte, gutaussehende und überaus charmante Kerl dort auf der Bühne mir auch noch sympathisch sein könnte. Lisa seufzte nur ganz leise, blickte verträumt vor sich hin und stellte sich vor, dass ich auch bald so aussehen könnte. Helmut wollte gerade einen beleidigten Satz formulieren, in dem die Begriffe „Lackaffe", „Schönling" und „Dummschwätzer" eine tragende Rolle spielen sollten. Bevor er aber eine Silbe aus seinem verspannten Mund kriegen konnte, brachte Lisa ihn mit einem kräftigen Gummihammerschlag zum Schweigen, ohne dabei auch nur für eine Sekunde den Blick von der Bühne abzuwenden.

Jetzt, nach der Kur, war ich dermaßen offen für weitere wertvolle Informationen, die mir helfen würden, meinen Lebensstil noch zu optimieren, dass für mich die nächsten drei Stunden wie im Flug vergingen. Ich erfuhr so viel Interessantes und Neues über gesunde Ernährung, Sport und die Machbarkeit von beidem, wie nie zuvor. Und das Ganze so schön einfach und verständlich verpackt, dass ich es nur jedem empfehlen kann, sich so einen Vortrag mal anzusehen.

Am liebsten wäre ich Paul um den Hals gefallen und hätte um seine Hand angehalten. Ich bin mir sicher, dass ich diesen Schritt innerhalb einer Nanosekunde zutiefst bereut hätte und war sehr froh, dass ich es mit letzter Mühe geschafft hatte, diesem Drang zu widerstehen.

Stattdessen dankte ich ihm nur aus tiefstem Herzen für die Einladung. Er lächelte mich nur an und meinte: „Und wenn du morgen Abend mal eine Stunde Zeit hast, können wir gerne darüber reden, wie du das, was du gerade gelernt hast, für dich umsetzten kannst. Das sind jetzt genau die richtigen Schritte um weiterzumachen.

Am besten machen wir das direkt nach der Arbeit, ok?"

Klar war das ok. Ich hätte sogar ja gesagt, wenn er den Termin auf halb drei in der Nacht gelegt hätte. Ich war reif für mehr!

Und so saßen wir dann am nächsten Abend in trauter Dreisamkeit zusammen und planten ein Sport-, Ernährungs- und Vitalstoffprogramm für die nächsten Monate.

Dass ich die Vitalstoffe weiternehmen würde war mir schon vorher klar, denn meine Erfahrungen damit waren so genial, dass ich sie nicht mehr missen wollte.

Paul erzählte uns, wie er nach seiner Kur weitergemacht hatte und wir beschlossen, genau den gleichen Weg zu gehen.

Und somit stand ganz plötzlich ein Temin in meinem Kalender für gemeinsamen Sport. Aber für einen Sport, an den ich freiwillig nie gedacht hätte.

Stockentenwettlauf

„Na super. Jetzt haben sie es doch geschafft."

Das war der einzige Gedanke, den ich im Kopf hatte, als ich an diesem grauen und kalten Sonntagmorgen mit Paul und Mareike im Stadtwald ankam.

Klar, ich wollte Sport machen. Aber das, worauf ich mich hier eingelassen hatte, war so ziemlich das dämlichste, was ich mir vorstellen konnte: Nordic Walking!

Diese seltsamen Leute, die in komischer Haltung und mit zwei Ski-Stöcken durch die Pampa laufen, waren bisher für mich die perfekte Zielscheibe. Da gab es ganz klar verschiedene Arten, aber insgesamt gehörten sie alle zur Gattung der Stockenten.

Zum einen waren da die Graukopf-Schleifer. Diese komischen Vögel sind hervorragend an ihrer silbergrauen Dauerwelle zu erkennen und daran, dass sie laut schnatternd ihre Gehhilfen hinter sich herziehen und sich standhaft weigern ihre Arme zu bewegen.

Dann gab es noch die Laubsammler. Stechschritt, zackige Armbewegung und die Stockspitze mit Wucht in den Boden gerammt. Dabei ein sehr wichtiger, ernster Blick und heruntergezogene Mundwinkel.

Aber die Krone der Schöpfung waren die Rennstöckler. Perfekte Haltung, guter Stockeinsatz und das ganz klare Ziel, schneller als jeder jamaikanische Sprinter zu sein. Absolute Anspannung, verkniffenes Gesicht und gesenkter Kopf waren die deutlichsten Anzeichen dafür, dass mit dieser Unterart der Stockente nicht gut Kirschen essen ist. Auf keinen Fall darf man versuchen, mit diesen possierlichen Tierchen zu reden. Das bringt nur böse Blicke und leise gemurmelte Flüche mit sich.

Naja, jetzt also auch ich.

Paul hatte mir eindringlich erklärt, dass Nordic Walking eine perfekte Methode ist, sowohl die allgemeine Fitness zu steigern und Kondition aufzubauen.

Auf der anderen Seite, so seine Worte, war es bei richtigem Einsatz der Stöcke faszinierend gut, um den ganzen Körper zu trainieren und Muskeln aufzubauen.

Naja, damit hatte er ganz gut vorgearbeitet, aber ich war immer noch stark am Zweifeln, ob die paar Muskeln wichtig genug sein würden, um mich vollkommen lächerlich zu machen.

Ich zweifelte sehr intensiv, bis mir schlagartig bewusst wurde, dass ich noch nie in meinem Leben etwas anderes machen wollte.

Als Mareike meinte, dass sie sich unglaublich darauf freuen würde, mit mir den Tag zu verbringen, hätte sie mich im nächsten Moment auch als Sherpa für eine Everest-Besteigung buchen können. Ohne Sauerstoff und in Badehose. Ich weiß, ich wiederhole mich, aber ich liebe einfach diese Vorstellung.

„Wir fangen erst einmal ganz locker an, bis Ihr euch an die Stöcke gewöhnt habt, dann werden wir die richtige Technik Stück für Stück ausbauen. Achtet für den Anfang einfach darauf, dass ihr weder euch noch jemand anderen erstecht oder erschlagt."

Und mit diesen Worten zogen wir los. Im ersten Moment war ich wirklich froh, dass wir im Wald weitestgehend alleine waren.

Ich war mir zwar sicher, dass ich links und rechts von uns das eine oder andere Reh kichern hörte und auch Helmut meinte, ein Wort mitreden zu müssen: „Gott, bist du peinlich. Oberpeinlich. Du siehst so bescheuert..." Lisa hatte eingegriffen und ihm ein verschwitztes Paar Laufsocken in den Mund gestopft.

Dann lächelte sie.

„So, jetzt haben wir die ersten zwei Kilometer geschafft. Jetzt machen wir ein paar kleine Dehnübungen und dann zeige ich euch, wie ihr die Stöcke richtig einsetzt."

Zwei Kilometer. Das konnte doch überhaupt nicht sein. Da müsste doch mein Körper schon längst auf Notprogramm geschaltet haben. Aber nichts dergleichen. Mir ging es gut. Komisch. Und das mit dem lächerlich fühlen war auch irgendwie weg.

Aber so langsam dämmerte es mir. Das war bestimmt eine allergische Reaktion auf den ganzen Sauerstoff, die dafür sorgte, dass mein Gehirn aussetzt. Vermutlich hatte ich wahnsinnige Schmerzen und kriegte einfach nichts mehr davon mit.

Mareike lächelte mich an. Das war schön, half aber jetzt überhaupt nicht. Eher im Gegenteil. Jetzt kam ich mir auch noch vor, als ob ich Drogen genommen hätte.

Sauerstoffüberschuss und verliebt sein geht echt gar nicht.

Die restlichen drei Kilometer lief ich wie in Trance. Dämlich grinsend, bewusstseinsverändert und glücklich.

Zum Abschluss noch etwas dehnen, dann gut trinken und ab nach Hause. Dusche, Vanilleshake mit Himbeeren und regenerieren.

Ich rechnete die ganze Zeit damit, dass ich schlagartig aus meinem komischen Zustand aufwachen würde. Nö. Überhaupt nicht. Es wurde eher schlimmer. Ich fühlte mich richtig gut, frisch und irgendwie gestärkt.

Nachmittags erwischte ich Lisa dabei, wie sie mit meiner Stimme bei Paul anrief, um den nächsten Termin auszumachen.

Muskelaufbau

Muckibude. Verschwitzte Muskelpakete mit mehr Strom im Körper als ein Atomkraftwerk gepaart mit einer geistigen Restlaufzeit, die im Millisekunden Bereich liegt. Eisen stemmen bis der Arzt kommt und alle mit ein wenig Chemie wieder hinbiegt.

Ja, ok, ich bin schon wieder in die Vorurteilsfalle geraten. Helmutgesteuert hatte ich dieses Bild immer wieder erfolgreich als Ausrede dafür genommen, warum mich niemand in ein Gebäude bekommen würde, auf dem in großen Lettern das Wort „Fitness" steht.

Nachdem ich aber die drei Grundübungen zuhause schon bis zum Abwinken gemacht hatte und auch Erfolge merkte, brauchte ich mehr Input.

Und das bekam ich sogar, ohne meine frühere Hemmschwelle gleich ganz einreißen zu müssen. Durch Paul hatte ich Andi kennengelernt. Trainer. Durchtrainiert, fit und…. intelligent. Und auch noch unglaublich nett. Er hatte selber auch die Kur gemacht, mit dem Ergebnis, dass er sich wunderbar entgiftet und entschlackt hatte und seine Muskulatur noch bedeutend besser definiert war.

Andi zeigte mir die eine oder andere Übung, mit der ich mehr Abwechslung in mein Training bekam.

Gut und ein paar Monate später bin ich dann doch in einem Studio gelandet und habe festgestellt, dass meine Vorurteile durchaus berechtigt waren. Bei ungefähr 0,1 % der Besucher.

Und jetzt?

Jetzt ist alles anders.

Das Nordic Walking habe ich weitestgehend drangegeben. Stattdessen mache ich jetzt nette Langstreckenläufe. Ich habe mit 5 km angefangen. Habe mich dann langsam auf 10 km gesteigert und auch an öffentlichen Läufen teilgenommen. Im Moment trainiere ich für meinen ersten Halbmarathon.

Zusammen mit Mareike, denn mit ihr mache ich inzwischen fast alles zusammen. Leben, wohnen, die Welt entdecken.

Unser Gewicht haben wir gehalten, beziehungsweise noch ein Stück weit reduziert. Vitalstoffe sind, neben einer guten und ausgewogenen Ernährung, fester Bestandteil unseres Lebens geworden und ich möchte sie nicht mehr missen.

Durch Paul haben wir noch eine ganze Menge toller Dinge und noch tollerer Menschen kennengelernt. Er ist nicht nur ein Freund, sondern auch ein genialer Mentor und Lehrer für uns.

Und was das Buch angeht: Das hat wirklich alles verändert und auf den Kopf gestellt. Wir haben inzwischen die Chance ergriffen, das Leben anderer Menschen positiv zu berühren, so wie es Paul bei uns gemacht hat. Nebenbei, frei von Zwängen und ohne Risiko haben wir uns damit ein zweites Standbein aufgebaut, das uns unglaubliche Freiheit bietet.

Wir sind gesund, umgeben von lieben Menschen und leben unsere Wünsche und Ziele. Dafür sind wir unendlich dankbar und wir können es nur jedem empfehlen, dieses Buch in die Hand zu nehmen!

Übrigens, vor ein paar Tagen ist Helmut endgültig ausgezogen. Hin und wieder kommt er mal am Wochenende vorbei.

Rezepte

Peppiger lauwarmer Rindfleischsalat

Für eine Person

- 125 g gekochtes Rindfleisch (Tafelspitz)
- 1 kleine Zwiebel
- 1/2 Salatgurke
- 1 Tomate
- 2 EL Ital. Kräuter (frisch oder tiefgekühlt)
- 1/8 l Brühe
- Salz
- Pfeffer
- Chili
- Balsamicoessig (zuckerfrei)

Das Rindfleisch in ½ cm große Würfel schneiden. Die Zwiebel in feine Würfel schneiden.

Beides in einer Pfanne mit etwas Brühe scharf anbraten. Gurke halbieren und die Kerne entfernen. Dann ebenfalls würfeln.

Das gleiche mit der Tomate. Rindfleisch, Tomate und Gurke in einer Schüssel mischen. Die fein gehackten Kräuter dazugeben.

Die restliche Brühe in die Pfanne geben und um die Hälfte reduzieren lassen. Dann einen Schuss Essig dazu und die lauwarme Vinaigrette über den Salat geben. Mit Salz, Pfeffer und Chili abschmecken

Rinderbrühe mit Pfiff

Auf Vorrat

- 1 kg Suppenfleisch(z.B. Rinderbrust)
- 1 Zwiebel
- 2 Möhren
- 1 Stange Poree
- 1/2 Sellerieknolle
- 1 Knolle Knoblauch
- 3 Lorbeerblätter
- 2 Nelken
- Salz, Pfeffer
- 1 mittelscharfe Chili
- 2 Zweige Rosmarin

Das **Suppenfleisch vom gröbsten Fett befreien, die Zwiebel mit Schale vierteln, Möhre und Porree in etwa 4 cm lange Stücke schneiden**. Den Sellerie auch in Stücke schneiden, wenn er sauber ist auch gerne mit Schale.
Die Knoblauchzehe etwa 1 cm über dem Wurzelansatz quer durchschneiden.
Alle Zutaten in einen großen Topf geben und mit kaltem Wasser auffüllen, bis das Wasser etwa 2 – 3 cm über dem Gargut steht.

Auf voller Hitze aufkochen lassen, dann auf kleine Hitze runterregeln und leicht köchelnd für ca. 2 Stunden weitergaren. Wenn sich dabei obenauf Eiweißschaum bildet, diesen bitte mit einem Schaumlöffel entfernen.

Wenn das Fleisch gar ist, alles durch ein Sieb geben, die Brühe abkühlen lassen und für ein paar Stunden in den Kühlschrank stellen. Dabei setzt sich ein Großteil des Fetts oben ab und kann abgeschöpft werden.

Magere Rinderbrust mit Zwiebeln

3-4 Portionen
* gegarte Rinderbrust (siehe Rezept Rinderbrühe mit Pfiff)
* 1 große Zwiebel
* 1 Paprika
* optional 1 Fenchel
* 250 g Champignons
* 500 g Knollensellerie
* Zitronensaft
* 1/4 Bund Petersilie
* Muskatnuss
* Salz, Pfeffer
* Paprikapulver (rosenscharf)
* 1/2l Brühe

Den Sellerie schälen und in Würfel (1x1 cm) schneiden.
Petersilie fein hacken.
Die Rinderbrust in Scheiben (etwa 1/2 cm dick) schneiden. Die
Zwiebel halbieren und in Scheiben schneiden. Paprika kurz mit
kaltem Wasser abspülen.
Paprika in Scheiden schneiden.

Den Sellerie mit 3/4 der kalten Brühe in einen Topf geben, ein
paar Tropfen Zitronensaft dazu geben und alles zusammen auf-
kochen lassen. Dann auf mittlerer Hitze etwa 15 Minuten garen,
bis der Sellerie weich ist.
Die Hälfte der Zwiebeln, die Paprikastreifen und die Champignons in eine heiße Pfanne geben und ohne Fett anrösten. mit
Salz und Pfeffer würzen und mit 2 EL Brühe ablöschen.
In einer zweiten Pfanne die Rinderbrust und die restlichen
Zwiebeln in etwas Brühe anbraten, bis die Zwiebeln goldbraun
gegart sind. Mit Salz, Pfeffer und Paprikapulver würzen und
Petersilie unterheben.
Sellerie zu Püree stampfen und mit Salz, Pfeffer und Muskat
würzen.

Dazu optional Ei(weiß)-ioli und/oder Tomatensauce servieren.

Ei(weiß)-ioli

Beilage
- 1 Knolle Knoblauch
- 1/2 mittelscharfe Chili/Pepperoni
- 3 EL Magerquark
- ein Schuss Mineralwasser
- Zitronensaft
- Salz und Pfeffer

Die Knolle Knoblauch und die Peperoni wurden beim Kochen einer Rinderbrühe mit gegart.
Den weichen Knoblauch von der Schale befreien und in eine Schüssel pressen.

Die halbe Peperoni fein gehackt dazu und mit dem Magerquark verrührt. Salz, Pfeffer und ein paar Tropfen Zitrone dazugeben, etwas Wasser dazu und alles glattrühren.
Etwa 15 Minuten stehen lassen, damit sich das Aroma entfalten kann.

Rote Beete- Carpaccio mit krossem Schwein

f

für 2 Personen

2 Packungen vorgegarte Rote Beete
1 kleine Zwiebel
2 EL Quark
1 EL Essig
1/2 Möhre
1/2 Gurke
1 Mini-Romasalat
1/4 Bund Petersilie
1/4 Bund Schnittlauch
Zitronensaft
Salz, Pfeffer
250 g Schweinefilet
Cumin (Kreuzkümmel)

Romasalat fein schneiden
Gurke halbieren, entkernen und in Scheiben schneiden.
Möhre in feine Stifte schneiden. Alles Mischen und mit einem
Schuss Zitronensaft würzen.
1 Rote Beete und den Quark in einen Mixer geben oder mit dem
Pürierstab zerkleinern. Mit Essig mischen, mit Salz und Pfeffer
würzen. Kräuter fein schneiden und unterheben.
Die restliche Rote Beete in hauchdünne Scheiben schneiden und
auf den Tellern kreisförmig auslegen. Mit Salz, Pfeffer und etwas
Zitrone würzen

Schweinefilet mit Salz und Peffer würzen und im ganzen in
der heißen Pfanne anbraten. Sobald sich eine Kruste gebildet
hat wenden. Wenn alle Seiten eine Kruste gebildet haben, des
Filet aus der Pfanne nehmen und die Kruste abschneiden. Das
restliche Filet erneut würzen und den Vorgang wiederholen, bis
nur noch ein kleiner Teil übrigbleibt. Die Krusten in grobe Stücke
schneiden und mit der fein geschnittenen Zwiebel für etwa 2
Minuten in die Pfanne geben. Unter wenden braten.
Alles auf dem Teller anrichten und das Dressing darübergeben.

Geflügelfrikadellen mit Ofengemüse undTzatziki

4 Personen
Für die Frikadellen:
- 500 g Geflügelhack
- 1 Ei
- 1 EL Haferkleie
- 1 Zwiebel
- 2 TL Tomatenmark
- Salz, Pfeffer
- Cumin

Tzatziki:
- 500 g Magerquark
- 2 Zehen Knoblauch
- 1 Salatgurke
- Salz, Pfeffer
- Cumin
- Zitrone
- etwas Mineralwasser

Gemüse nach Wahl in eine ofenfeste Form geben, etwas Brühe,Salz und Pfeffer dazugeben und bei 200 Grad in den Ofen. Frikadellen-Zutaten gut vermischen und Frikadellen mit etwa 4 cm Durchmesser formen

Statt Öl etwas Brühe in die Pfanne geben und die Frikadellen kurz anbraten. Danach für etwa 10 Minuten in den Backofen bei 200 Grad Umluft.

Knoblauch fein hacken, Die Salatgurke mit einer Reibe grob reiben und mit leicht ausdrücken, so dass das überschüssige Wasser herauskommt.

Mit dem Quark mischen, Gewürze und einen Spritzer Zitrone dazu und glattrühren. Sollte es zu fest sein, mit etwas Mineralwasser verdünnen.

Fettarmes Dressing

- 500 ml Brühe (am besten Gemüsebrühe)
- 1 kleine Zwiebel
- 2 EL Senf
- 4 EL Essig
- 1/2 Bund Schnittlauch
- 1/2 Bund Petersilie
- 5-6 Blätter Basilikum

- 2-3 Blätter Minze

Die Brühe auf kleiner Flamme um etwa die Hälfte reduzieren lassen.

Die Zwiebel fein hacken und in einer heißen, trockenen Pfanne unter ständigem rühren kurz etwas anrösten. Die Zwiebeln zu der Brühe geben

Senf und Essig zugeben und gut unterrühren.

Etwas abkühlen lassen.Die Kräuter fein schneiden und dazugeben. Mit Salz und Pfeffer abschmecken

Proteinbrot

- 6 Eier
- 250 g Haferkleie
- 50 g Dinkelkleie
- 2 Esslöffel Leinsamen
- 500g Magerquark
- 1 Päckchen Backpulver
- 1 Esslöffel Kräuter
- Salz

Die Zutaten gut miteinander vermischen, bis sich ein fester Teig bildet. In eine Backform geben und bei 180 Grad (Ober- Unterhitze) für eine Stunde backen.

Das Brot abkühlen lassen und dann am Besten in Scheiben schneiden und portionsweise (2 Scheiben) einfrieren.

Kurkonforme Nudeln

- 300 g Haferkleie
- 40 g Sojamehl
- 50 g Gluten
- 5 Eier
- Salz

Kleie, Sojamehl und Gluten mischen.

Die Eier nacheinander untermischen und gut durchkneten, bis ein fester Teig entsteht, der eine glatte Oberfläche hat.

Evtl. mit etwas warmem Wasser nachhelfen, wenn der Teig zu brockelig bleibt.

Eine Kugel formen, in Folie oder ein leicht feuchtes Tuch wickeln und mindestens eine halbe Stunde kalt stellen.

Dann in handliche Stücke schneiden und mit dem Nudelholz dünn ausrollen. Optimalerweise mit der Nudelmaschine weiter verarbeiten, ansonsten so dünn wie möglich ausrollen und in Streifen schneiden.

Der Teig ist störrischer als normaler Nudelteig und das Ausrollen erfordert etwas Kraft.

In reichlich gut gesalzenem Wasser etwa 2-3 Minuten kochen.

Guten Appetit!

Schwupsies..... stoffwechselkurkonforme Plätzchen!

- 150 g Frischkäse (0,2% Fett)
- 4 Eier (Eiweiß und Eigelb getrennt)
- 150 g Haferkleie
- 50 g Sojamehl (alternativ auch reines Gluten)
- 50 g Xucker
- 1 Messlöffel Eiweißshake (je nach eigenem Geschmack Vanille oder Schoko)
- 1 kleine Prise Salz

Eiweiß zu Schnee schlagen.

Restliche Zutaten gut vermischen, bis ein zähflüssiger Teig entsteht.

Den Eischnee vorsichtig unterheben.

Den Teig dann „klecksweise" auf einem Backblech verteilen und bei 175 Grad ca 10 Minuten backen

Sollte der Teig etwas zu fest sein, kann man sehr gut einen Schuss Sojamilch zum verdünnen nehmen.

Bei der Schoko-Variante schmeckt etwas Zimt im Teig sehr gut.

Kleine „Pizzabrötchen"

- 100 g Frischkäse mit 0,2% Fett
- 4 Eier
- 150 g Haferkleie
- 50 g Sojamehl
- 2 Scheiben fettarmer Schinken (geräuchert)
- 2-3 getrocknete Tomaten
- 1/2 Tl Backpulver
- Salz (vorsichtig) und Pfeffer

Die Eier trennen und das Eiweiß zu festem Schnee schlagen.

Eigelb, Frischkäse, Haferkleie und Sojamehl gut miteinander verrühren. Dann vorsichtig den Eischnee unterheben, so dass der Teig luftig wird.

Den Schinken und die Tomaten in kleine Stücke schneiden und mit unterheben.

Mit Salz und Pfeffer würzen. (Beim Salz vorsichtig sein, da der Schinken und die Tomaten schon einiges mitbringen)

Kleckse mit ca. 5cm Durchmesser auf ein Backblech (am besten mit Backpapier) setzen.

Bei 175 Grad etwa 10 Minuten backen.

K(ur)etchup

- 500 ml Passierte Tomaten
- 2-3 EL Balsamicoessig
- 1,5 EL Xucker
- Salz und Pfeffer

Die Zutaten zusammen aufkochen und dann langsam für etwa zehn Minuten auf kleiner Flamme köcheln lassen. Dabei etwas einreduzieren lassen, so dass eine dickflüssige Konsistenz entsteht.

Wer es etwas schärfer mag, kann auch gerne geräuchertes Paprikapulver oder etwas Chili mit dazugeben.

Das gurkige Salatdressing

- 1 Salatgurke
- 1 Zwiebel
- 1/2 Zehe Knoblauch
- Salz Pfeffer
- Zitronensaft
- 1/4 Bund Petersilie

Die Salatgurke grob zerteilen und mit etwas Zitronensaft, Etwas Salz und Peffer und dem Knoblauch pürieren.

Die Zwiebel fein schneiden, Petersilie fein hacken, dazugeben und das ganze mit Salz und Pfeffer abschmecken

Ratatouille

3-4 Portionen

- 2 rote Paprika
- 1 Zucchini
- 1 Aubergine
- 1 Zwiebel
- 1/4 frische, mittelscharfe Chili
- 1 Zehe Knoblauch
-
- 1 Zweig Rosmarin
- 1 Zweig Majoran
- 2 Lorbeerblätter
- Salz
- Pfeffer
- 2 EL Tomatenmark
- 200 ml Brühe
- Die Schale einer viertel (unbehandelten) Zitrone

Paprika, Zucchini und Aubergine in 1/2cm große Würfel schneiden. Zwiebel und Knoblauch fein hacken. Ebenso die Chili

5 EL Brühe in eine beschichtete Pfanne geben und erhitzen. Etwas einreduzieren lassen, dann in der heißen Brühe erst die Aubergine anschwitzen, dann Paprika und Zucchini dazugeben und alles etwas Farbe nehmen lassen.

Mit Salz und Pfeffer würzen, den ganzen Rosmarinzweig und die Majoran-Blätter dazugeben. Dann das Tomatenmark dazu und kurz anrösten. Lorbeer dazugeben.

Mit der Brühe ablöschen und sanft durchrühren, bis es eine sämige Sauce gibt.

Mit Salz und Pfeffer nachwürzen und etwas von der fein geriebene Zitronenschale dazu. Hierbei vorsichtig nachschmecken, es soll eine frischen Geschmack geben, aber nicht zu intensiv herausschmecken.

Rosmarin und Lorbeer entfernen und servieren.

Als Eiweißquelle dazu eignet sich hervorragend z.B. gegrillter Kabeljau aber auch ein Lammfilet.

Wildgulasch für vier Portionen

- Etwa 500 g mageres Wildfleisch (z.B. Hüfte oder entfettete Keule)
- 1 Dose Tomaten
- 1 kleine Möhre
- 1 Zwiebel
- 150 g Sellerieknolle
- 1/2 Stange Porree
- 500 ml Brühe
- 1 Zehe Knoblauch
- 2 Nelken
- 2 Blätter Lorbeer
- Salz, Pfeffer, Paprika edelsüß
- 2 Zweige Thymian
- 1 handvoll gefrorene Preiselbeeren oder Cranberries

Das Wildfleisch in etwa 1 1/2 cm große Würfel schneiden.

Möhre, Sellerie und Porree, sowie die Zwiebel und den Knoblauch grob würfeln.

Das Fleisch in einer heißen, trockenen Pfanne von allen Seiten scharf anbraten, dann mit Salz und Pfeffer und einer Priese Paprikapulver würzen.

Das Fleisch aus der Pfanne nehmen und darin das Gemüse scharf anrösten, die Tomaten und die Hälfte der Brühe dazugeben.Dann das Fleisch wieder dazugeben und die restlichen Kräuter und Gewürze hinzufügen.

Auf kleiner Flamme für ca. 45 Minuten garen, dabei immer wieder mit Brühe auffüllen.

Am Ende der Garzeit das Fleisch wieder heraussuchen, Nelken und Lorbeer entfernen und das die Häfte des Gemüses mit der entstandenen Sauce pürieren.

Die Beeren dazugeben und erneut mit Pfeffer und Salz abschmecken.

Das Fleisch wieder zur Sauce geben und servieren.

Rindfleischstreifen mit Schmorgemüse

- 100 g Rindfleisch (Hüfte, Roastbeef oder Filet) in Streifen geschnitten
- 1/2 Stange Porree
- 1/2 Paprika
- 1 Zwiebel
- 1 Stange Sellerie
- 4 Kirschtomaten
- 1/4 Broccoli
- 1 EL fettarmer Frischkäse
- 1/8 l Brühe
- Salz, Pfeffer, Majoran, 1/8 Bund Petersilie

Gemüse (ohne die Tomaten) in etwa 1cm große Stücke schneiden, in der heißen Pfanne kurz anrösten, salzen und pfeffern, mit der Brühe ablöschen und auf kleiner Flamme bissfest garen.

Wärenddessen in einer weiteren, sehr heißen Pfanne das Fleisch anbraten. Mit Salz und Pfeffer würzen, die Tomaten dazugeben und kurz mit anschmoren.

Etwas gehackte Petersilie und ein paar Blätter Majoran dazugeben.Dann den Frischkäse unterheben.

Die übrige gehackte Petersilie zum Gemüse geben und alles anrichten.

Fruchtig-frischer Geflügelsalat

4 Portionen

- 500 g gekochtes Huhn
- 500 g Hüttenkäse
- 2 Maracuja
- 1/2 Salatgurke ohne Kerne
- 1 Paprika
- Curry
- Garam Masala
- Salz und Pfeffer
- Zitronensaft

Den Hüttenkäse mit dem Maracuja-Fruchtfleisch und den Kernen mischen. Mit Curry, Garam Masala, Salz und Pfeffer würzen.

Die restlichen Zutaten in ca. 1cm große Würfel schneiden und unterheben.

Etwa 30 Minuten ziehen lassen und mit Salz, Pfeffer und Zitrone nachschmecken.

Thunfisch Steak

100 g Thunfischsteak

1 El Brühe

1/2 Zitrone

7-8 Kirschtomaten

50 g Hüttenkäse

1/4 Salatgurke ohne Kerne

1 EL schwarzer Sesam

grob gemahlener Pfeffer

Salz

Die Tomaten von allen Seiten leicht mit einem Messer anritzen.

Den Thunfisch salzen und peffern. Den Pfeffer dabei fest andrücken. In einer heißen Pfanne in einem EL Brühe den Thunfisch von jeder Seite 1,5 bis 2 Minuten anbraten. (Optimal hat er noch einen leich rohen Kern)

Kurz vor Ende der Garzeit die Tomaten mit in die Pfanne geben und etwas schmoren.

Die Salatgurke halbieren, entkernen und in Scheiben schneiden.

Mit dem Hüttenkäse und einen Schuss Zitronensaft mischen, mit Salz und Peffer abschmecken und den Sesam dazu geben.

Burger

Ein Burger in der Kur? Eigentlich nicht möglich, oder vielleicht doch? Ich denke schon, wenn man ein paar einfache Tricks beachtet. Und es ist auch nicht für jeden Tag gedacht.

4 Portionen

Für die Brötchen:

- 200 g fettarmer Frischkäse (0,2%)
- 5 Eier
- 150 g Haferkleie
- 20 g Leinsamen
- 30 g Sojamehl
- 1/2 Päckchen Backpulver
- Kräuter der Provence (getrocknet)
- Cumin
- Salz, Pfeffer

Für die Burger:

- 500 g mageres Rinderhack
- 1 kleine Zwiebel
- 1 Paprika
- 1/2 Dose Tomaten (oder die gleiche Menge frische, aromatische Tomaten)
- 2EL Balsamicoessig
- (geräuchertes) Paprikapulver
- Pfeffer
- Salz
- Cumin
- 1/2 Salatgurke
- 4 kleine Tomaten
- etwas Blattsalat
- 3TL Senf

Für die Burgerbrötchen:

Die Eier trennen, Eigelb und restliche Zutaten mischen. Eiweiß zu Eischnee schlagen und diesen unter den restlichen Teig heben.

Den Teig auf zwei mit Backpapier ausgelegte Backbleche löffeln, so dass 8 gleiche Kleckse entstehen. Zum nächsten Klecks mindestens 2cm abstand lassen.

Im vorgeheizten Backofen (160 Grad) ca. 10 Minuten backen.

Für die Sauce:

Paprika und Zwiebel würfeln und in einer trockenen Pfanne anrösten, bis die Zwiebeln goldbraun sind.

Die Tomaten dazugeben, mit dem Paprikapulver, Cumin, Salz und Pfeffer leicht würzen (lieber später nachwürzen) und kurz aufkochen lassen. Dann den Balsamicoessig dazugeben und auf kleiner Flamme langsam reduzieren, bis eine sähmige Sauce entsteht.

Für die Burger:

Das Hackfleisch mit Salz, Pfeffer und 1TL Senf würzen, gut durchkneten und die Burger formen. In einer trockenen Pfanne von beiden Seiten anbraten. Beim Wenden mit dem Pfannenwender kurz, und leicht auf das Fleisch drücken, so dass das überschüssige Fett austritt.

Nach dem Braten mit Küchenpapier abtupfen.

Die Brötchenhälften mit dem restlichen Senf bestreichen, Salat und Gurkenscheiben daraufgeben, dann das Fleisch und etwas Sauce und die Tomaten dazu, fertig!

Wenn man richtig gutes, frisches Rinderhack vom Metzger bekommt, dann können die Burger genauso gebraten werden wie ein Steak, also auch z.B. medium oder medium rare. Dafür braucht es etwas Übung, aber es ist ein riesiger Unterschied zu dem, was man bei den bekannten Burgerläden bekommt-

Buchtipps

Das Buch, welches in der Geschichte erwähnt wird ist:

Von Mensch zu Mensch

Einkommen und Perspektiven durch Empfehlungsmarketing

von Gabi Steiner

Verlag: Weckel Media

ISBN-13: 978-3939852209

Als weiterführende Literatur zum Thema Vitalstoffe empfehle ich:

Risikofaktor Vitaminmangel

Hochleistungsstoffe für Nerven und Immunsystem - Schutz gegen Krebs

von Andreas Jopp

Verlag: TRIAS

ISBN-13: 978-3830438946

Die Vitalstoff-Entscheidung

Gesund und fit durch natürliche Nahrungsergänzung

von Dr. med. Petra Wenzel

Verlag: Maya Media

ISBN-13: 978-3980957311

Arginin, OPC und Entsäuerung

von: Frank Jester

http://www.fetzer-buechershop.com/arginin-opc-und-entsaeuerung

Empfehlung

Sollten Sie dieses Buch empfohlen oder geliehen bekommen haben, so ist diese Person für Sie der beste Ansprechpartner, um weiter Informationen rund um die lebensverändernden Sofortmaßnahmen zu bekommen. Denn diese funktionieren auch im wahren Leben.

Danke!